Anisha Deb
Abhinav Kumar

Doenças das glândulas salivares, análises e novas classificações, uma atualização

Anisha Deb
Abhinav Kumar

Doenças das glândulas salivares, análises e novas classificações, uma atualização

ScienciaScripts

Imprint
Any brand names and product names mentioned in this book are subject to trademark, brand or patent protection and are trademarks or registered trademarks of their respective holders. The use of brand names, product names, common names, trade names, product descriptions etc. even without a particular marking in this work is in no way to be construed to mean that such names may be regarded as unrestricted in respect of trademark and brand protection legislation and could thus be used by anyone.

Cover image: www.ingimage.com

This book is a translation from the original published under ISBN 978-620-7-64146-8.

Publisher:
Sciencia Scripts
is a trademark of
Dodo Books Indian Ocean Ltd. and OmniScriptum S.R.L publishing group

120 High Road, East Finchley, London, N2 9ED, United Kingdom
Str. Armeneasca 28/1, office 1, Chisinau MD-2012, Republic of Moldova, Europe
Printed at: see last page
ISBN: 978-620-7-89258-7

ÍNDICE DE CONTEÚDOS

INTRODUÇÃO 2

MORFOLOGIA E HISTOLOGIA DAS GLÂNDULAS SALIVARES.................................3

CLASSIFICAÇÃO DAS AFECÇÕES DAS GLÂNDULAS SALIVARES 4

ANOMALIAS DAS GLÂNDULAS SALIVARES 5

PERTURBAÇÕES DO DESENVOLVIMENTO DAS GLÂNDULAS SALIVARES.............7

VÁRIOS BIOMARCADORES DAS GLÂNDULAS SALIVARES 10

CLASSIFICAÇÃO HISTOLÓGICA (OMS , 2017)..23

CARCINOMAS 27

PAPPILOMAS..43

TUMOR EPITELIAL MALIGNO DA GLÂNDULA SALIVAR 48

CONCLUSÃO 53

REFERÊNCIAS..56

INTRODUÇÃO

As glândulas salivares são parte integrante do processo digestivo, segregando saliva na cavidade oral para facilitar a mastigação, a deglutição e a digestão. Estas glândulas desempenham um papel crucial na manutenção da saúde oral e na ajuda à decomposição das partículas alimentares. Compreender a sua anatomia, morfologia e histologia é essencial para compreender as suas funções e as perturbações que lhes estão associadas[1]
.

Anatomia das glândulas salivares:

As glândulas salivares são glândulas exócrinas responsáveis pela produção e secreção de saliva. Estão localizadas principalmente dentro e à volta da cavidade oral e são classificadas em glândulas maiores e menores com base no seu tamanho e localização. As glândulas salivares maiores incluem as glândulas parótidas, submandibulares e sublinguais, enquanto as glândulas salivares menores estão espalhadas por toda a mucosa oral.

1. **glândula parótida:** A maior das glândulas salivares, a glândula parótida, está situada anterior e inferiormente à orelha, estendendo-se sobre o músculo masseter. Está encapsulada por uma cápsula de tecido conjuntivo e é irrigada pelo nervo glossofaríngeo (NC IX). O ducto principal da glândula parótida, o ducto de Stensen, abre-se na cavidade oral em frente ao segundo molar superior.

2) **Glândula submandibular:** A glândula submandibular está localizada abaixo da mandíbula, entre o corpo da mandíbula e o músculo milo-hióideo. É irrigada pelo nervo facial (NC VII) e recebe o seu principal suprimento sanguíneo das artérias facial e lingual. O ducto submandibular, o ducto de Wharton, abre-se na cavidade oral na carúncula sublingual[2,3,4,5,6] .

3. **glândula sublingual:** A glândula sublingual é a menor das glândulas salivares maiores e está situada abaixo da língua, anterior à glândula submandibular. É suprida pelo nervo sublingual e recebe sangue arterial das artérias sublingual e submental. Os ductos da glândula, conhecidos como ductos de Rivinus, abrem-se para o pavimento da boca.

MORFOLOGIA E HISTOLOGIA DAS GLÂNDULAS SALIVARES

As glândulas salivares são compostas por unidades secretoras chamadas ácinos, que são rodeadas por células mioepiteliais e suportadas por estroma de tecido conjuntivo. Os ácinos são responsáveis pela síntese e secreção da saliva, enquanto as células mioepiteliais auxiliam na expulsão da saliva dos ácinos.

1. **ácinos:** Os ácinos são aglomerados de células epiteliais semelhantes a uvas que produzem saliva. Existem três tipos principais de ácinos: serosos, mucosos e mistos. Os ácinos serosos segregam um fluido aquoso e rico em enzimas, os ácinos mucosos segregam um fluido viscoso rico em mucina e os ácinos mistos contêm células serosas e mucosas.

2. **Ductos:** As glândulas salivares possuem uma rede de ductos que transportam a saliva dos ácinos para a cavidade oral. Estes ductos podem ser classificados em ductos intercalares, ductos estriados e ductos excretores com base na sua estrutura e função. Os ductos intercalares são pequenos ductos localizados no interior dos ácinos, os ductos estriados modificam a composição da saliva através da reabsorção de iões e os ductos excretores transportam a saliva para a cavidade oral[7,8,9,10,11] .

3. **estroma do tecido conjuntivo:** O estroma do tecido conjuntivo rodeia os ácinos e os ductos, proporcionando suporte estrutural e fornecendo vasos sanguíneos e nervos às glândulas. É composto por fibroblastos, fibras de colagénio e vasos sanguíneos.

<u>**CLASSIFICAÇÃO DAS AFECÇÕES DAS GLÂNDULAS SALIVARES**</u>

As doenças das glândulas salivares podem ser classificadas com base em vários factores, incluindo a etiologia, a apresentação clínica e as características histológicas. Algumas classificações comuns incluem:

1. **Doenças congénitas:** Estas perturbações estão presentes à nascença e podem envolver anomalias no desenvolvimento ou na função da glândula. Os exemplos incluem a agenesia congénita, em que uma glândula salivar não se desenvolve, e os quistos congénitos, que são massas císticas formadas durante o desenvolvimento embrionário.

2) **Distúrbios inflamatórios:** As condições inflamatórias das glândulas salivares podem resultar de infecções, doenças auto-imunes ou processos obstrutivos. Os exemplos incluem a sialadenite, que é a inflamação das glândulas salivares frequentemente causada por uma infeção bacteriana, e a síndrome de Sjögren, uma doença autoimune caracterizada pela inflamação e destruição do tecido das glândulas salivares[12,13,14].

3. **distúrbios neoplásicos:** Os distúrbios neoplásicos das glândulas salivares podem ser benignos ou malignos e surgem de vários tipos de células do tecido glandular. Os tumores benignos incluem o adenoma pleomórfico e o tumor de Warthin, enquanto os tumores malignos incluem o carcinoma mucoepidermóide e o carcinoma adenoide cístico.

4. **distúrbios obstrutivos:** Os distúrbios obstrutivos ocorrem quando os ductos salivares estão bloqueados, impedindo o fluxo de saliva para a cavidade oral. Isto pode levar a inchaço, dor e infeção da glândula afetada. As causas mais comuns incluem cálculos salivares (sialolitíase) e estenoses ductais.

5. **Doenças sistémicas:** As doenças sistémicas, como a diabetes mellitus e a doença renal crónica, podem afetar a função das glândulas salivares, provocando xerostomia (boca seca) e um risco acrescido de infecções orais e cáries dentárias.

ANOMALIAS DAS GLÂNDULAS SALIVARES

As anomalias das glândulas salivares podem ocorrer durante o desenvolvimento embrionário e podem envolver variações no tamanho, forma ou posição da glândula. Algumas anomalias comuns incluem:

1. **Glândulas acessórias:** As glândulas salivares acessórias são pequenas glândulas que podem estar presentes para além das glândulas salivares maiores e menores. Podem ser encontradas em vários locais da cavidade oral, tais como o palato, os lábios e as bochechas[15,16,17] .

2. **glândulas ectópicas: As glândulas** salivares ectópicas são glândulas que estão localizadas em posições anormais dentro da cavidade oral ou estruturas adjacentes. Por exemplo, uma glândula sublingual pode estar localizada acima do músculo milo-hióideo em vez de abaixo dele.

3. **Anomalias dos ductos salivares:** As anomalias dos ductos salivares podem incluir variações na anatomia ou patência dos ductos. Por exemplo, um ducto duplicado ou bífido pode resultar em padrões de drenagem anormais ou em acúmulo de saliva.

4. **hipoplasia e agenesia:** A hipoplasia refere-se ao subdesenvolvimento de uma glândula salivar, resultando num tamanho de glândula mais pequeno do que o normal. A agenesia é a ausência completa de uma glândula salivar, que pode ser unilateral ou bilateral.

Em resumo, as glândulas salivares são estruturas essenciais envolvidas na produção e secreção de saliva, contribuindo para vários aspectos da saúde oral e da digestão[18,19,20] . Compreender a sua anatomia, morfologia, histologia, classificação, anomalias e distúrbios associados é crucial para diagnosticar e gerir eficazmente as condições relacionadas com as glândulas salivares.

A classificação das doenças das glândulas salivares é difícil devido à grande variedade de doenças. Além disso, os avanços nas técnicas de diagnóstico, especificamente no domínio molecular, estão a permitir a identificação de novos subtipos de doenças estabelecidas, o que limita a categorização exacta[21,22,23,24] .
Publicada em 1972, a versão inicial da Classificação Histológica dos Tumores das Glândulas Salivares da OMS apresentava 11 doenças distintas categorizadas em três grupos principais: tumores não epiteliais, tumores epiteliais e tumores não classificados. Antes da publicação da segunda versão da Classificação Histológica dos Tumores das

Glândulas Salivares da OMS em 1991, esta classificação estava a ser utilizada há mais de 20 anos. As 31 doenças foram categorizadas da seguinte forma: tumores não epiteliais, linfomas malignos, carcinomas, adenomas, tumores secundários e tumores não identificados. Em 2005, a classificação das doenças que afectam as glândulas salivares foi revista devido aos avanços na investigação e à maior acessibilidade das técnicas de diagnóstico contemporâneas. Foram acrescentadas 39 doenças na terceira edição da Classificação da OMS, que foram agrupadas em cinco categorias: tumores hematolinfóides, tumores epiteliais benignos e malignos, tumores dos tecidos moles e tumores secundários. Esta classificação durou 12 anos, até ao lançamento da quarta edição do Blue Book em 2017, que ofereceu um novo ponto de vista sobre as lesões das glândulas salivares, centrando-se particularmente nas alterações genéticas[25,26,27,28] . A ideia da categoria "lesões epiteliais não neoplásicas" também foi inovadora. Além disso, foi estabelecida uma distinção entre tumores hematolinfóides (um total de 39 doenças), tumores benignos dos tecidos moles, tumores epiteliais malignos e tumores epiteliais benignos. Esta foi a classificação com o tempo de vida mais curto, uma vez que a quinta edição da Classificação da OMS foi publicada em 2022, apenas cinco anos depois. Para além de destacar 39 doenças das glândulas salivares, a edição mais recente também as divide em quatro categorias: tumores mesenquimatosos exclusivos das glândulas salivares, tumores epiteliais benignos e malignos e lesões epiteliais não neoplásicas. A classificação precisa e útil baseada em aspectos biológicos e prognósticos das lesões para a identificação exacta dos pacientes elegíveis para uma terapia específica permitiria a implantação rotineira e mundial de tais métodos na prática clínica de rotina[29,30,31] .

APLASIA

- Também conhecido como agenesia

- A aplasia das glândulas salivares é uma doença rara caracterizada pela ausência completa de uma ou mais glândulas salivares. Surge normalmente devido a anomalias de desenvolvimento durante a embriogénese, resultando na incapacidade do tecido glandular se formar corretamente. Embora a etiologia exacta nem sempre seja clara, acredita-se que os factores genéticos e as influências ambientais desempenham um papel importante.

- Também com conjugação com outros defeitos de desenvolvimento, tais como - síndrome LADD, microssomia hemifacial, disostose mandibulofacial[32,33,34,35].

- A gestão do tratamento da aplasia das glândulas salivares centra-se frequentemente na resolução dos sintomas relacionados com a boca seca (xerostomia) e nas complicações decorrentes da redução da produção de saliva. Isto pode envolver a utilização de substitutos da saliva, hidratação frequente e medidas de higiene oral para evitar cáries e infecções orais. Além disso, os doentes podem beneficiar de medicamentos que estimulam a produção de saliva, como a pilocarpina ou a cevimelina.

XEROSTOMIA

- A xerostomia, vulgarmente conhecida como boca seca, é uma doença caracterizada por uma produção reduzida de saliva ou pela ausência de saliva. Pode resultar de vários factores, incluindo efeitos secundários de medicamentos (como anti-histamínicos ou antidepressivos), radioterapia na região da cabeça e do pescoço, doenças auto-imunes (como a síndrome de Sjögren), lesões nervosas, desidratação ou simplesmente envelhecimento.

- A gestão do tratamento da xerostomia começa frequentemente com a identificação e a abordagem das causas subjacentes. Os doentes podem ser aconselhados a ajustar os medicamentos ou a submeter-se a tratamentos para aliviar os factores contribuintes. Além disso, a gestão dos sintomas centra-se no aumento da produção de saliva ou no fornecimento de humidade artificial à boca[36,37,38].

- Os substitutos da saliva e os géis orais hidratantes são normalmente recomendados para aliviar a secura e proteger os tecidos orais. Estimular o fluxo de saliva com rebuçados ou pastilhas elásticas sem açúcar também pode ajudar. Em casos graves, podem ser prescritos medicamentos como a pilocarpina ou a cevimelina para estimular a produção de saliva através da ativação dos receptores das glândulas salivares.

- Nos casos em que a xerostomia é causada pela radioterapia, os doentes podem beneficiar de elixires ou géis bucais especializados para acalmar os tecidos orais e evitar complicações como a mucosite oral.

- Boas práticas de higiene oral, incluindo check-ups dentários regulares, são cruciais para prevenir a cárie dentária e as infecções orais associadas à xerostomia[39,40] .

- Em geral, a gestão do tratamento da xerostomia tem como objetivo aliviar os sintomas, melhorar o conforto oral e manter a saúde oral dos indivíduos afectados, muitas vezes através de uma combinação de mudanças no estilo de vida, medicação e produtos de higiene oral especializados.

HIPERPLASIA DA GLÂNDULA PALATINA

- A hiperplasia da glândula palatina refere-se ao aumento anormal das glândulas salivares menores localizadas no palato. A etiologia exacta da hiperplasia da glândula palatina nem sempre é clara, mas pode resultar de irritação crónica, inflamação ou alterações hormonais.

- A irritação crónica causada por factores como próteses mal ajustadas, consumo de tabaco ou consumo crónico de álcool pode contribuir para o desenvolvimento de hiperplasia. A inflamação causada por infecções, traumas ou doenças auto-imunes também pode desempenhar um papel importante. Para além disso, as alterações hormonais, particularmente durante a puberdade ou a gravidez, podem levar à hiperplasia glandular.

- A gestão do tratamento da hiperplasia da glândula palatina envolve normalmente a abordagem da causa subjacente, se esta for identificável. Isto pode incluir a eliminação de fontes de irritação crónica, o tratamento de infecções ou a gestão de desequilíbrios hormonais[41,42,43] .

- Nos casos em que a hiperplasia causa desconforto ou afecta a função oral, pode ser necessária uma intervenção cirúrgica. As opções cirúrgicas incluem a excisão do tecido glandular aumentado ou a ablação por laser para reduzir o tamanho das glândulas hiperplásicas. Contudo, o tratamento cirúrgico deve ser abordado com precaução para evitar danos nas estruturas circundantes e para preservar a função oral.

- Após a intervenção cirúrgica, os doentes podem ser aconselhados a manter uma boa higiene oral e a evitar factores que possam contribuir para a recorrência, como o consumo de tabaco ou a irritação crónica.

- Em geral, a gestão do tratamento da hiperplasia da glândula palatina tem como objetivo aliviar os sintomas, restaurar a função oral normal e prevenir a recorrência, muitas vezes através de uma combinação da abordagem das causas subjacentes e da intervenção cirúrgica, quando necessário.

ATRESIA

- A etiologia da atresia das glândulas salivares não é totalmente compreendida, mas acredita-se que resulte de perturbações no desenvolvimento dos ductos das glândulas salivares durante a embriogénese. Factores genéticos, influências ambientais ou infecções intra-uterinas podem contribuir para estas anomalias de desenvolvimento.

- A gestão do tratamento da atrésia das glândulas salivares depende da gravidade dos sintomas e da localização da obstrução. Nos casos em que a atrésia causa sintomas mínimos ou se a glândula afetada for pequena e não funcional, a observação pode ser suficiente.

- No entanto, se a atresia provocar sintomas como inchaço, dor ou infecções recorrentes, pode ser necessário tratamento. As opções incluem procedimentos minimamente invasivos, como a sialendoscopia, que envolve a inserção de uma pequena câmara no ducto para visualizar e remover obstruções. Em casos mais graves, pode ser necessária uma intervenção cirúrgica para remover a parte afetada do ducto ou da glândula.

- Após o tratamento, os doentes podem ser aconselhados a manter uma boa higiene oral e hidratação para evitar complicações como infecções ou formação de cálculos.

<u>**VÁRIOS BIOMARCADORES DAS GLÂNDULAS SALIVARES**</u>

Os biomarcadores das glândulas salivares são substâncias encontradas na saliva que podem ser medidas para fornecer informações sobre saúde, doença ou condições fisiológicas. Estes biomarcadores ganharam uma atenção significativa nos últimos anos devido à sua natureza não invasiva e ao seu potencial de deteção precoce, diagnóstico e monitorização de várias doenças. Nesta discussão, vamos explorar vários biomarcadores das glândulas salivares, o seu significado e as suas aplicações.

1. Alfa-amilase (sAA): A alfa-amilase é uma enzima segregada pelas glândulas salivares, principalmente pela glândula parótida. Desempenha um papel crucial na decomposição inicial do amido em açúcares mais simples durante a digestão. Os níveis de sAA na saliva podem ser influenciados por vários factores, incluindo o stress, a ansiedade e a atividade do sistema nervoso simpático. Os níveis elevados de sAA têm sido associados ao stress agudo e podem servir de biomarcador para condições relacionadas com o stress[44,45,46,47].

2. Citocinas: As citocinas são pequenas proteínas envolvidas na sinalização celular e nas respostas imunitárias. As glândulas salivares produzem e segregam várias citocinas, incluindo interleucinas (IL), fator de necrose tumoral alfa (TNF-α) e interferões (IFN). As alterações nos níveis de citocinas salivares podem indicar processos inflamatórios, infeção ou ativação do sistema imunitário. Por exemplo, níveis elevados de IL-6 e TNF-α têm sido associados à doença periodontal, enquanto níveis elevados de IFN-γ estão associados a doenças auto-imunes como a síndrome de Sjögren.

3. pH salivar: O pH da saliva reflecte o equilíbrio entre os componentes ácidos e básicos da saliva. O pH normal da saliva varia entre 6,2 e 7,6. As alterações do pH salivar podem indicar alterações na saúde oral, tais como cáries dentárias, doença periodontal ou saliva ácida causada por refluxo gástrico. A monitorização do pH salivar pode fornecer informações valiosas para os cuidados dentários preventivos e para a deteção precoce de problemas de saúde oral.

4. Proteínas salivares: A saliva contém uma gama diversificada de proteínas, incluindo enzimas, anticorpos e mucinas. Algumas proteínas servem como biomarcadores para doenças ou condições específicas. Por exemplo:

- Mucinas: As mucinas são glicoproteínas que contribuem para a viscosidade e as propriedades lubrificantes da saliva. Foram observados níveis alterados de mucinas em doenças como a síndrome de Sjögren e o cancro oral.
- Imunoglobulinas (Ig): A saliva contém imunoglobulinas como a IgA, IgG e IgM, que desempenham um papel crucial na resposta imunitária. As alterações nos níveis de Ig salivar podem indicar infeção, doenças auto-imunes ou cancro oral.

5. Microbiota salivar: A cavidade oral alberga uma comunidade microbiana diversificada, e as alterações na composição do microbiota salivar têm sido associadas a várias doenças. A análise do microbiota salivar pode fornecer informações sobre a saúde oral e sistémica. Por exemplo:

- Doença Periodontal: A disbiose do microbiota oral, caracterizada por um desequilíbrio entre bactérias patogénicas e comensais, está associada à doença periodontal[48,49,50] .
- Cancro oral: Foram observadas alterações na composição do microbiota salivar em pacientes com cancro oral, o que sugere um papel potencial no desenvolvimento ou progressão da doença.

6. Hormonas salivares: Várias hormonas podem ser detectadas na saliva, reflectindo os níveis hormonais sistémicos. A medição das hormonas salivares constitui uma alternativa não invasiva à colheita de sangue para a avaliação hormonal. Exemplos de hormonas salivares incluem o cortisol, a testosterona e o estrogénio. Os níveis de cortisol salivar, em particular, têm sido utilizados como biomarcadores de stress, distúrbios adrenais e condições psicológicas.

7. ADN e ARN salivares: A saliva contém ADN livre de células (cfDNA) e ARN derivado de células epiteliais orais, leucócitos e microrganismos. A análise do ADN e ARN salivares pode fornecer informações valiosas para o diagnóstico de doenças genéticas, doenças infecciosas e cancro. Técnicas como a reação em cadeia da polimerase (PCR) e a sequenciação de nova geração (NGS) permitem a deteção de mutações genéticas específicas ou de padrões de expressão genética associados a várias doenças.

8. Marcadores de stress oxidativo: O stress oxidativo ocorre quando há um desequilíbrio entre a produção de espécies reactivas de oxigénio (ROS) e os mecanismos de defesa antioxidantes. As glândulas salivares produzem antioxidantes como a superóxido dismutase (SOD) e a glutationa peroxidase (GPx) para contrariar os danos oxidativos. A medição dos marcadores de stress oxidativo salivar, incluindo os níveis de ROS e as actividades das enzimas antioxidantes, pode fornecer informações sobre condições orais e sistémicas associadas ao stress oxidativo, como a doença periodontal, a diabetes e as doenças cardiovasculares.

Aplicações dos biomarcadores das glândulas salivares:

- **Diagnóstico e monitorização de doenças:** Os biomarcadores salivares podem ajudar na deteção precoce, diagnóstico e monitorização de várias doenças, incluindo cancro oral, doença periodontal, doenças auto-imunes e doenças infecciosas.
- **Medicina personalizada:** A análise dos biomarcadores salivares pode ajudar a adaptar as estratégias de tratamento com base nos perfis individuais dos doentes, permitindo abordagens personalizadas dos cuidados de saúde.
- **Testes no local de prestação de cuidados:** Os biomarcadores salivares oferecem o potencial para testes rápidos e não invasivos no local de prestação de cuidados, permitindo uma intervenção atempada e a gestão da doença[51,52,53] .

-    **Investigação e desenvolvimento de medicamentos:** Os biomarcadores salivares servem como ferramentas valiosas para a investigação, ensaios clínicos e desenvolvimento de medicamentos, facilitando a compreensão dos mecanismos da doença e da eficácia do tratamento.

Em conclusão, os biomarcadores das glândulas salivares fornecem informações valiosas sobre a saúde oral e sistémica, oferecendo métodos não invasivos e convenientes para a deteção, diagnóstico e monitorização de doenças. A investigação e os avanços contínuos na análise de biomarcadores salivares são promissores para melhorar os resultados dos cuidados de saúde e fazer avançar a medicina personalizada.

Aplicação pormenorizada dos biomarcadores das glândulas salivares

Os biomarcadores das glândulas salivares surgiram como ferramentas promissoras em vários campos da medicina, oferecendo amostras não invasivas e fáceis de recolher que podem fornecer informações valiosas sobre saúde, doença e condições fisiológicas. Estes biomarcadores encontram-se na saliva, que é produzida pelas glândulas salivares e contém uma mistura rica de proteínas, enzimas, hormonas, ácidos nucleicos e outras moléculas. Neste debate, iremos explorar as aplicações pormenorizadas dos biomarcadores das glândulas salivares em diferentes aspectos dos cuidados de saúde.

1. Aplicações de saúde oral:

Deteção precoce da cárie dentária: Os biomarcadores salivares desempenham um papel crucial na deteção precoce e monitorização da cárie dentária, uma doença oral comum caracterizada pela desmineralização do esmalte dentário. O pH salivar, por exemplo, pode indicar condições ácidas na cavidade oral, que promovem a desmineralização do esmalte[54,55,56]. A monitorização dos níveis de pH salivar pode ajudar a identificar indivíduos em risco de desenvolver cáries dentárias e orientar medidas preventivas, tais como modificações na dieta e tratamentos com flúor.

As proteínas salivares, como a amilase e as mucinas, também estão associadas à cárie dentária. Níveis elevados de amilase salivar têm sido associados a um maior risco de cárie devido ao seu papel na digestão do amido, que pode levar à produção de ácido pelas bactérias cariogénicas. As mucinas contribuem para as propriedades protectoras da saliva, formando uma camada protetora nas superfícies dos dentes. As alterações nos níveis ou na composição das mucinas podem afetar a capacidade da saliva para proteger contra a cárie dentária.

Diagnóstico e monitorização da doença periodontal: A doença periodontal, incluindo a gengivite e a periodontite, é caracterizada pela inflamação e destruição dos tecidos que envolvem os dentes. Os biomarcadores salivares são ferramentas valiosas para diagnosticar e monitorizar a atividade da doença periodontal.

Citocinas como a interleucina-1 beta (IL-1β) e o fator de necrose tumoral alfa (TNF-α) estão elevadas na saliva durante a inflamação periodontal. A monitorização das alterações nos níveis de citocinas salivares pode fornecer informações sobre a gravidade e a progressão da doença periodontal. Por exemplo, os níveis elevados de IL-1β e TNF-α têm sido associados ao aumento da profundidade das bolsas periodontais e à perda de inserção clínica.

Os biomarcadores salivares também desempenham um papel na monitorização da resposta ao tratamento periodontal. A diminuição dos níveis de citocinas salivares após a terapia periodontal indica uma redução da inflamação e uma melhoria da saúde periodontal[57,58,59].

2. Aplicações em doenças sistémicas:

Controlo da Diabetes: Os biomarcadores salivares demonstraram ter potencial para monitorizar o controlo glicémico e as complicações em doentes diabéticos. Os níveis de glicose na saliva reflectem de perto os níveis de glicose no sangue, tornando a saliva uma amostra conveniente para monitorizar o controlo glicémico.

Estudos identificaram vários biomarcadores salivares associados à diabetes, incluindo produtos finais de glicação avançada (AGEs), que são formados pela glicação não enzimática de proteínas em resposta a níveis elevados de glucose. Foram observados níveis elevados de AGEs salivares em doentes diabéticos e estão associados a um risco acrescido de complicações diabéticas, como a nefropatia e a retinopatia.

Para além da glicose e dos AGEs, os marcadores inflamatórios salivares, como a proteína C-reactiva (PCR) e a interleucina-6 (IL-6), estão elevados nos doentes diabéticos e podem servir de indicadores de inflamação sistémica e de risco cardiovascular.

Avaliação do risco de doenças cardiovasculares: Os biomarcadores salivares surgiram como potenciais indicadores do risco de doença cardiovascular (DCV) e podem complementar os métodos tradicionais de avaliação do risco. Biomarcadores como a proteína C-reactiva (PCR), as metaloproteinases da matriz (MMPs) e a endotelina-1 (ET-1) têm sido associados ao risco de DCV e à disfunção endotelial.

Níveis elevados de PCR salivar, por exemplo, estão correlacionados com o aumento do risco de eventos cardiovasculares, incluindo enfarte do miocárdio e acidente vascular cerebral. Da mesma forma, o aumento dos níveis salivares de MMP tem sido associado à aterosclerose e à instabilidade da placa.

A endotelina-1 salivar (ET-1), um péptido vasoconstritor, está elevada em doentes com hipertensão e doença arterial coronária. A monitorização dos níveis salivares de ET-1 pode fornecer informações sobre a disfunção endotelial e a saúde vascular.

3. Aplicações contra o cancro:

Deteção e Prognóstico do Cancro Oral: Os biomarcadores salivares têm um potencial significativo para a deteção precoce e o prognóstico do cancro oral, que inclui os cancros dos lábios, da língua, do pavimento da boca e de outros tecidos orais. A deteção precoce é fundamental para melhorar os resultados do tratamento e as taxas de sobrevivência dos doentes.

Vários biomarcadores salivares foram identificados como potenciais indicadores de cancro oral, incluindo:

- Proteínas salivares: A expressão anormal de proteínas como as metaloproteinases de matriz (MMPs), interleucinas (ILs) e antigénios associados a tumores (TAAs) na saliva tem sido associada ao desenvolvimento e progressão do cancro oral.
- ADN e ARN salivares: As alterações genéticas, incluindo mutações e alterações da expressão genética, podem ser detectadas no ADN e ARN salivares de doentes com cancro oral. A análise destes biomarcadores pode fornecer informações sobre a biologia do tumor e a resposta ao tratamento.
- Exossomas salivares: Os exossomas são pequenas vesículas extracelulares libertadas pelas células, incluindo as células cancerígenas, nos fluidos corporais. Os exossomas salivares contêm biomoléculas, tais como proteínas, ácidos nucleicos e lípidos, que podem ser analisadas para deteção de biomarcadores do cancro[60,61,62].

Os painéis de biomarcadores salivares que combinam múltiplos marcadores mostraram-se promissores para melhorar a sensibilidade e a especificidade da deteção do cancro oral. Por exemplo, um painel constituído por MMP-9 salivar, interleucina-8 (IL-8) e CD44 solúvel (sCD44) demonstrou uma elevada precisão de diagnóstico do carcinoma de células escamosas oral.

Biomarcadores salivares no cancro da cabeça e do pescoço: Para além do cancro oral, os biomarcadores salivares estão a ser investigados pelo seu potencial no diagnóstico e monitorização de outros cancros da cabeça e do pescoço, incluindo os que afectam as glândulas salivares, a laringe, a faringe e a tiroide.

Os biomarcadores salivares, como a alfa-amilase, a desidrogenase láctica (LDH) e o fragmento de citoqueratina 19 (CYFRA 21-1), revelaram-se promissores na deteção de tumores das glândulas salivares, como o carcinoma mucoepidermóide e o carcinoma adenoide cístico. Estes biomarcadores podem ajudar no diagnóstico precoce e na diferenciação de lesões benignas e malignas das glândulas salivares.

No cancro da tiroide, foram comunicados níveis elevados de biomarcadores salivares, como a tiroglobulina (Tg) e a calcitonina, em doentes com tumores malignos da tiroide. A medição da Tg salivar, em particular, tem sido proposta como um método não invasivo para monitorizar a recorrência do cancro da tiroide e a resposta ao tratamento.

4. Aplicações neurológicas e psiquiátricas:

Avaliação do stress e da ansiedade: Os biomarcadores salivares são ferramentas valiosas para avaliar os níveis de stress e ansiedade, fornecendo informações sobre a resposta fisiológica a factores de stress psicológico. A alfa-amilase (sAA) é um dos biomarcadores de stress mais frequentemente estudados na saliva.

Foram observados níveis elevados de sAA em resposta a factores de stress agudos, como falar em público, exames e entrevistas de emprego. O cortisol salivar, outro biomarcador de stress, tem um tempo de resposta mais lento, mas pode fornecer informações sobre os níveis de stress crónico[63,64].

Os biomarcadores salivares podem também ser utilizados para monitorizar perturbações relacionadas com o stress, como a perturbação de stress pós-traumático (PTSD) e as perturbações de ansiedade. As alterações nos níveis de cortisol salivar e de sAA podem indicar alterações no sistema de resposta ao stress e ajudar no diagnóstico e na gestão destas doenças.

Diagnóstico de doenças neurodegenerativas: Os biomarcadores salivares são promissores para o diagnóstico precoce e a monitorização de doenças neurodegenerativas, como a doença de Alzheimer (DA) e a doença de Parkinson (DP). Estas doenças são caracterizadas pela acumulação de proteínas anormais e por danos neuronais no cérebro.

Foram identificados vários biomarcadores salivares associados a doenças neurodegenerativas, incluindo:

- Péptidos amiloide-beta (Aβ): Foram detectados níveis elevados de péptidos Aβ salivares em doentes com DA, correlacionados com os níveis cerebrais de Aβ e com o declínio cognitivo.
- Alfa-sinucleína: Os níveis salivares de alfa-sinucleína estão elevados em doentes com DP e podem servir como um marcador de diagnóstico da doença.

Os microRNAs (miRNAs) salivares estão também a ser investigados como potenciais biomarcadores de doenças neurodegenerativas. Foram observadas alterações nos perfis de expressão dos miRNAs salivares em doentes com AD e DP, o que sugere a sua utilidade como ferramentas de diagnóstico e prognóstico não invasivas.

5. Aplicações no domínio das doenças infecciosas:

Diagnóstico e monitorização da COVID-19: Os biomarcadores salivares ganharam atenção no contexto da pandemia da COVID-19 como ferramentas não invasivas para diagnosticar e monitorizar a infeção por SARS-CoV-2. Foi demonstrado que a saliva contém ARN viral, o que a torna uma amostra adequada para o teste da COVID-19.

Os testes salivares RT-PCR (transcrição reversa - reação em cadeia da polimerase) foram desenvolvidos para detetar o ARN do SARS-CoV-2 na saliva, oferecendo uma alternativa conveniente e menos invasiva aos testes de esfregaço nasofaríngeo. A RT-PCR salivar demonstrou uma sensibilidade e especificidade comparáveis às do teste de esfregaço nasofaríngeo e pode ser particularmente útil em locais onde o acesso aos recursos de teste é limitado.

Os biomarcadores salivares, como as citocinas e as imunoglobulinas, estão também a ser investigados quanto ao seu potencial no prognóstico e monitorização da COVID-19. Níveis elevados de citocinas pró-inflamatórias, como a interleucina-6 (IL-6) e o fator de necrose tumoral alfa (TNF-α), têm sido associados à doença grave da COVID-19 e à síndrome da tempestade de citocinas[65,66,67].

Conclusão:

Os biomarcadores das glândulas salivares oferecem uma vasta gama de aplicações em vários campos da medicina, incluindo a saúde oral, doenças sistémicas, cancro, perturbações neurológicas, doenças infecciosas e muito mais. A sua natureza não invasiva, a facilidade de recolha e o potencial de deteção e monitorização precoces fazem deles ferramentas valiosas para melhorar os resultados dos cuidados de saúde e fazer avançar a medicina personalizada. A investigação e o desenvolvimento contínuos na descoberta, validação e normalização de biomarcadores salivares irão aumentar ainda mais a sua utilidade clínica e contribuir para o desenvolvimento de abordagens diagnósticas e terapêuticas inovadoras.

As doenças das glândulas salivares englobam uma vasta gama de condições que afectam as glândulas salivares maiores e menores, resultando em vários sintomas e complicações. Compreender a etiologia, as manifestações orais, as opções de tratamento e os fármacos utilizados na gestão destas doenças é crucial para um diagnóstico e uma gestão eficazes. Nesta discussão pormenorizada, iremos explorar diferentes perturbações das glândulas salivares, as suas causas subjacentes, apresentações clínicas, abordagens de tratamento e medicamentos relevantes.

1. Infecções das glândulas salivares:

Etiologia: As infecções das glândulas salivares, também conhecidas como sialadenite, podem ser causadas por agentes patogénicos bacterianos, virais ou fúngicos. A sialadenite bacteriana ocorre mais frequentemente devido à obstrução dos canais salivares, o que leva à estase da saliva e ao subsequente crescimento excessivo de bactérias. O Staphylococcus aureus é o agente patogénico bacteriano mais comum envolvido na sialadenite bacteriana aguda, enquanto as bactérias anaeróbias podem estar implicadas em casos crónicos. A sialadenite viral pode ser causada por vírus como o vírus da papeira, o vírus Epstein-Barr (EBV) e o citomegalovírus (CMV). A sialadenite fúngica está normalmente associada a indivíduos imunocomprometidos e é causada por organismos como as espécies de Candida.

Manifestações orais: A sialadenite bacteriana aguda apresenta-se tipicamente com um início súbito de dor, inchaço e sensibilidade na glândula afetada, mais frequentemente a glândula parótida. A pele sobrejacente pode parecer eritematosa e os doentes podem apresentar febre e mal-estar. Nos casos crónicos, pode observar-se inchaço e dor recorrentes, muitas vezes acompanhados de descarga de pus do orifício do ducto. A sialadenite viral, como a papeira, apresenta-se com inchaço e sensibilidade bilateral da glândula parótida, juntamente com sintomas sistémicos como febre e fadiga. A sialadenite fúngica pode manifestar-se por inchaço e dor persistentes na glândula afetada, frequentemente associada a aftas orais e a um estado imunocomprometido.

Tratamento: O tratamento das infecções das glândulas salivares envolve terapia antibiótica, cuidados de apoio e gestão dos factores predisponentes subjacentes. Na sialadenite bacteriana aguda, é iniciada uma terapêutica antibiótica empírica para *Staphylococcus aureus*, por exemplo, com dicloxacilina ou cefalexina. Nos casos graves ou nos casos de alergia à penicilina, pode ser prescrita clindamicina ou uma fluoroquinolona. Recomenda-se uma hidratação adequada, compressas quentes e sialogogos (agentes que estimulam a produção de saliva) para promover o fluxo salivar e aliviar os sintomas. A intervenção cirúrgica, como a incisão e a drenagem, pode ser necessária para a formação de abcessos.

Medicamentos:

- Antibióticos: Dicloxacilina, cefalexina, clindamicina, levofloxacina
- Analgésicos: Acetaminofeno, ibuprofeno
- Sialogogos: Gotas de limão, rebuçados azedos

2. Sialolitíase:

Etiologia: A sialolitíase refere-se à formação de cálculos ou pedras nos ductos salivares, obstruindo o fluxo de saliva. A causa exacta da sialolitíase não é totalmente conhecida, mas acredita-se que envolva factores como a desidratação, a redução do fluxo salivar e a presença de substâncias que promovem a formação de cálculos. O fosfato de cálcio e o carbonato de cálcio são os principais componentes dos cálculos salivares, embora outros minerais possam estar envolvidos.

Manifestações orais: Os doentes com sialolitíase apresentam tipicamente um início súbito de dor e inchaço na glândula afetada, frequentemente exacerbado pelas refeições. A dor pode ser intermitente ou persistente e geralmente está localizada na área de obstrução do ducto. A palpação da glândula afetada pode revelar uma massa firme e palpável correspondente ao cálculo. Nalguns casos, os doentes podem apresentar episódios recorrentes de inchaço e dor associados à obstrução parcial do ducto.

Tratamento: O principal objetivo do tratamento da sialolitíase é a remoção do cálculo obstrutivo e o restabelecimento do fluxo salivar normal. O tratamento conservador envolve hidratação, compressas quentes e sialogogos para promover a passagem dos cálculos. A massagem da glândula afetada e as manobras de massagem glandular podem ajudar a deslocar os cálculos mais pequenos. No caso de cálculos maiores ou que causem sintomas persistentes, podem ser efectuados procedimentos de intervenção, como a sialendoscopia ou a litotrícia extracorporal por ondas de choque (ESWL), para fragmentar ou extrair o cálculo. A remoção cirúrgica da glândula afetada (sialadenectomia) pode ser considerada em casos refractários ou de formação recorrente de cálculos.

Medicamentos:

- Analgésicos: Acetaminofeno, ibuprofeno
- Sialogogos: Gotas de limão, rebuçados azedos

3. Síndrome de Sjögren:

Etiologia: A síndrome de Sjögren é uma doença autoimune caracterizada pela infiltração linfocítica das glândulas exócrinas, levando à secura dos olhos e da boca (sintomas sicca). A etiologia exacta da síndrome de Sjögren não é totalmente conhecida, mas pensa-se que a predisposição genética, os factores ambientais e as respostas imunitárias aberrantes contribuem para o desenvolvimento da doença. Os auto-anticorpos dirigidos aos antigénios Ro (SSA) e La (SSB) são normalmente detectados em doentes com síndrome de Sjögren.

Manifestações orais: As manifestações orais da síndrome de Sjögren incluem xerostomia (boca seca), disfagia, candidíase oral e cáries dentárias. A redução do fluxo salivar predispõe os doentes a infecções orais, ulcerações da mucosa e erosões dentárias. A língua pode parecer seca e fissurada, e a mucosa oral pode apresentar petéquias ou manchas eritematosas. O aumento das glândulas salivares, particularmente das glândulas parótidas, pode ser observado em fases avançadas da doença.

Tratamento: O tratamento da síndrome de Sjögren centra-se no alívio sintomático, na prevenção de complicações e na preservação da função glandular. As intervenções farmacológicas incluem:

- Substitutos de saliva e lubrificantes: Os produtos de saliva artificial, os géis orais e os sprays bucais podem aliviar os sintomas de boca seca e melhorar o conforto oral.
- Sialogogos: A pilocarpina e a cevimelina são agonistas colinérgicos que estimulam o fluxo salivar e aliviam a xerostomia.
- Terapia imunossupressora: Podem ser prescritos corticosteróides, hidroxicloroquina e metotrexato para suprimir a inflamação autoimune e reduzir a atividade da doença.
- Cuidados dentários: Visitas regulares ao dentista, tratamentos com flúor e uma higiene oral meticulosa são essenciais para prevenir as cáries dentárias e as infecções orais.

Medicamentos:

- Substitutos de saliva: Biotene Oral Balance, Spray Bucal Hidratante Oasis
- Sialogogos: Pilocarpina, cevimelina

-    Imunossupressores: Prednisona, hidroxicloroquina, metotrexato

4. Mucocele:

Etiologia: A mucocele, também conhecida como quisto mucoso, é uma lesão benigna comum que surge da acumulação de saliva num ducto de glândula salivar ou num tecido glandular. As mucoceles estão frequentemente associadas a traumatismo ou obstrução dos ductos salivares, levando à fuga de saliva para os tecidos circundantes e à formação de uma lesão quística. A maioria das mucoceles ocorre no lábio inferior (rânula) ou no pavimento da boca, embora também se possam desenvolver noutros locais da cavidade oral.

Manifestações orais: As mucoceles apresentam-se tipicamente como tumefacções indolores, moles e flutuantes na mucosa oral. O seu tamanho pode variar de alguns milímetros a vários centímetros e têm um aspeto translúcido ou azulado. As mucoceles localizadas no pavimento da boca podem causar desconforto ou interferir com a fala e a deglutição. A rutura da mucocele pode resultar na libertação de um líquido viscoso e mucoide para a cavidade oral, seguido de resolução espontânea ou recorrência.

Tratamento: O tratamento das mucoceles envolve a excisão cirúrgica da lesão quística e a remoção do tecido das glândulas salivares adjacentes para evitar a recorrência. Dependendo do tamanho e da localização da mucocele, podem ser utilizadas técnicas cirúrgicas como a marsupialização ou a excisão completa. A criocirurgia, a ablação por laser ou o electrocautério também podem ser utilizados para remover a lesão. Os cuidados pós-operatórios incluem instruções de higiene oral, lavagens com soro fisiológico morno e avaliações de acompanhamento para monitorizar a recorrência.

Medicamentos:

-    Analgésicos: Acetaminofeno, ibuprofeno
-    Antibióticos tópicos: Colutório de clorexidina

5. Tumores das glândulas salivares:

Etiologia: Os tumores das glândulas salivares englobam um grupo diversificado de neoplasias que surgem das células epiteliais das glândulas salivares. Estes tumores podem ser classificados como benignos (por exemplo, adenoma pleomórfico, tumor de Warthin) ou malignos (por exemplo, carcinoma mucoepidermóide, carcinoma adenoide cístico). A etiologia exacta dos tumores das glândulas salivares não é totalmente compreendida, mas factores como mutações genéticas, infecções virais (por exemplo, papilomavírus humano) e exposição a radiações ionizantes têm sido implicados no seu desenvolvimento.

Manifestações orais: A apresentação clínica dos tumores das glândulas salivares varia consoante o tipo, a localização e o tamanho do tumor. Os tumores benignos apresentam-se frequentemente como massas indolores e de crescimento lento no interior das glândulas salivares, enquanto os tumores malignos podem estar associados a dor, crescimento rápido e ulceração. Os doentes podem apresentar sintomas como assimetria facial, dificuldade em engolir ou alterações da fala. A palpação da glândula afetada pode revelar uma massa firme e não sensível, que pode ser móvel ou fixada a estruturas adjacentes.

Tratamento: O tratamento dos tumores das glândulas salivares envolve uma abordagem multidisciplinar, incluindo excisão cirúrgica, radioterapia e quimioterapia. O plano de tratamento depende de factores como a histologia do tumor, o estádio e factores do doente. As opções cirúrgicas variam desde procedimentos conservadores (por exemplo, enucleação, parotidectomia parcial) para tumores benignos até à ressecção radical (por exemplo, parotidectomia total, dissecção do pescoço) para tumores malignos. A radioterapia adjuvante pode ser indicada para tumores de alto risco ou irressecáveis, enquanto a quimioterapia pode ser considerada para doença metastática ou tumores em estágio avançado.

Medicamentos:

- Agentes de quimioterapia: Cisplatina, doxorrubicina, paclitaxel
- Terapia dirigida: Inibidores da tirosina-quinase (por exemplo, imatinib)
- Imunoterapia: Inibidores do ponto de controlo (por exemplo, pembrolizumab)

Conclusão:

As perturbações das glândulas salivares abrangem um vasto espetro de condições com diversas etiologias, apresentações clínicas e abordagens de tratamento. Compreender as causas subjacentes, as manifestações orais e as opções de tratamento para estas perturbações é essencial para uma gestão e cuidados eficazes dos doentes. As intervenções farmacológicas, incluindo antibióticos, analgésicos, sialogogos e imunossupressores, desempenham um papel crucial no alívio dos sintomas, na prevenção de complicações e na melhoria da qualidade de vida dos doentes com perturbações das glândulas salivares. A investigação e os avanços na terapia medicamentosa continuarão a melhorar a nossa capacidade de diagnosticar e tratar eficazmente estas doenças.

As glândulas salivares são classificadas com base na sua estrutura, localização e função. Aqui está uma classificação geral:

1. **glândulas salivares principais**:

    - São glândulas maiores responsáveis pela maior parte da produção de saliva.
    - **Glândulas Parótidas:**
        - Localizado à frente das orelhas e abaixo das maçãs do rosto.
        - Secreta saliva serosa, que é fina e aquosa, rica em enzimas (como a amilase) para digerir os amidos.

- ○ **Glândulas Submandibulares:**
  - ▪ Situado por baixo do maxilar inferior.
  - ▪ Secreta saliva serosa e mucosa.
- ○ **Glândulas sublinguais:**
  - ▪ Situado por baixo da língua.
  - ▪ Secreta principalmente saliva mucosa, que é espessa e rica em mucina, lubrificando a boca e ajudando na deglutição.

2. **glândulas salivares menores:**

- ○ São numerosas glândulas mais pequenas espalhadas pela cavidade oral.
- ○ **Glândulas Labiais:**
  - ▪ Localizado nos lábios.
- ○ **Glândulas bucais:**
  - ▪ Encontrado nas bochechas.
- ○ **Glândulas Palatinas:**
  - ▪ Localizado no céu da boca (palato).
- ○ **Glândulas Linguales:**
  - ▪ Situado na parte inferior da língua.

3. **classificação funcional:**

- ○ **Glândulas serosas:**
  - ▪ Secreta saliva fina e aquosa, rica em enzimas, que ajuda na digestão.
  - ▪ Inclui as glândulas parótidas.
- ○ **Glândulas mucosas:**
  - ▪ Secreta saliva espessa e viscosa rica em mucina, proporcionando lubrificação e proteção.
  - ▪ Inclui as glândulas sublinguais e porções das glândulas submandibulares.
- ○ **Glândulas mistas:**
  - ▪ Secreta saliva serosa e mucosa.
  - ▪ Inclui a maior parte das glândulas submandibulares.

4. **classificação embriológica:**

- ○ **Glândulas endodérmicas:**
  - ▪ Surgem do revestimento endodérmico da cavidade oral.
  - ▪ Inclui as glândulas salivares principais (parótida, submandibular e sublingual).
- ○ **Glândulas Ectodérmicas:**
  - ▪ Surgem do revestimento ectodérmico da cavidade oral.
  - ▪ Inclui as glândulas salivares menores.

5. **classificação baseada na localização:**

- ○ **Glândulas Intra-orais:**

- Localizado dentro da cavidade oral.
- Incluir as glândulas salivares maiores e menores.
  - **Glândulas extra-orais:**
    - Localizado fora da cavidade oral.
    - Incluir as glândulas parótidas.

A compreensão da classificação das glândulas salivares é crucial para o diagnóstico e tratamento de doenças ou perturbações a elas associadas.

<u>CLASSIFICAÇÃO HISTOLÓGICA (OMS , 2017)</u>

Tumores epiteliais benignos

- Ademona pleomórfica

- Mioepitelioma

- Ademia de células basais

- A guerra reduz o tumor

- Oncocitoma

- Linfadenoma

- Cystademona

- Sialadenoma papilífero

- Papilomas ductais

- Ademona sebácea

- Adenoma canalicular

Tumores epiteliais malignos

- Carcinoma mucoepidermóide

- Carcinoma adenoide cístico

- Carcinoma de células ácidas

- Adenoma polimorfo

- Carcinoma de células claras

- Adenoma de células basais

- Carcinoma intraductal

- Adenomarcinoma

- Carcinoma do ducto salivar

- Miopepitelioma

- Epitelial - carcinoma mioepitelial

- Carcinoma ex adenoma pleomórfico

- Marcinoma secretor

- Adenomarcinoma sebáceo

- Carcinossarcoma

- Carcinoma pouco diferenciado

- Carcinoma indiferenciado

- Carcinoma neuroendócrino de células grandes

- Carcinoma neuroendócrino de células pequenas

- Carcinoma linfoepitelial

- Carcinoma de células escamosas

- Carcinoma oncocítico

- Potencial maligno incerto sialoblastoma

Lesão epitelial não neoplásica

- Adenose policística esclerosante

- Hiperplasia nodular oncocística

- Sialadenite linfoepitelial

- Hiperplasia de ductos intercalados

Lesão benigna dos tecidos moles

- Hemangioma

- Lipoma

- Fascite nodular

Tumor hematolinfóide

* Linfoma ectranodal da zona marginal do tecido linfoide associado à mucosa

Estadiamento TNM ou AJCC 1997 (estadiamento línico)

TX : Primary Tumours cannot br assessed
T0 : No evidence of primary tumour
T1: Tumour 2cm or less in greatest dimension without extra parenchymal extension
T2 : Tumour >2cm but <4cm in greatest dimension without extra parenchymal extension
T3 : Tumour having extraparenchymal extension without seventh nerve involvement
T4: Tumour invades base of soul , seventh nerve and exceeds 6cm in greatest dimension
N0: No regional node metastasis
N1: Single ipsilateral node ,<3cm
N2a: Single ipsilateral node ,<3cm and <6cm
N2b : Multiple ipsilateral nodes , <6cm
N2c: contralateral and bilateral nodes , <6 cm
N3: Node >6cm
M0 : No distant metastasis
Mx: Metastsis cannot be assessed

2017

Pleomorphic adenoma
Myoepithelioma
Basal cell adenoma
Warthins tumour
Oncocytoma
Sebaceous adenoma
Ductal papilloma
Sialadenoma papilliferum
Cystademona
Lymphdenoma
Canalicularr adenoma and other ductal adenoma

2022

Pleomorphic adenoma
Myoepithelioma
Basal cell adenoma
Warthins tumour
Oncocytoma
Sebaceous adenoma
Ductal papilloma
Sialadenoma papilliferum
Cystademona
Lymphdenoma
Canalicular adenoma
Scleraosing polycystic adenoma
Keratocytoma
Intercalated duct adenoma

CARCINOMAS

Cinco carcinomas e dois tumores foram identificados na primeira edição da classificação da OMS das doenças das glândulas salivares (o carácter maligno destes não foi declarado na altura). A quantidade de lesões malignas notáveis das glândulas salivares aumentou nas edições posteriores. Dezoito carcinomas primários foram propostos na classificação de 1991. A edição seguinte, que saiu em 2005, identificou 24 tumores epiteliais malignos.

Por outro lado, em 2017, existiam apenas 20 tipos diferentes de carcinomas classificados como tumores epiteliais malignos e, a partir de 2022, foram encontradas 21 doenças malignas distintas das glândulas salivares.Desde 1972, alguns diagnósticos não mudaram. Entre eles estão o carcinoma no adenoma pleomórfico (também conhecido como carcinoma ex adenoma pleomórfico) e o cancro adenoide cístico. Na primeira edição da categorização, os tumores de malignidade desconhecida incluíam os carcinomas mucoepidermóides e de células acínicas; no entanto, na segunda edição, estas lesões foram identificadas como lesões malignas. É importante salientar que, embora a classificação destas lesões não tenha mudado ao longo do tempo, os critérios de diagnósticos específicos mudaram. A classificação nas duas primeiras edições do Blue Book baseava-se nas características histológicas observadas através da microscopia ótica tradicional. A imunocitoquímica só era aplicável em determinadas situações.

Os marcadores imunohistoquímicos foram incluídos pela primeira vez nas definições em 2005. O significado das fusões e translocações de genes foi discutido na quarta edição. A edição mais recente do Blue Book incluiu classificações de carcinoma mucoepidermóide e adenoide cístico que incorporaram alterações moleculares, entre outros aspectos.

A classificação dos adenocarcinomas sofreu alterações significativas. Os subtipos deste carcinoma não eram distinguidos de forma alguma na edição inicial da classificação da OMS, tendo sido separados em cinco categorias distintas na segunda versão e divididos em sete subgrupos de adenocarcinoma na edição seguinte, de 2005. Em 2017, a classificação anterior foi simplificada em quatro categorias de adenocarcinomas. Graças a estas modificações, os patomorfologistas dispõem atualmente de uma maior liberdade. A classificação deixou de ter em conta o grau dos tumores. Simultaneamente, o carcinoma intraductal foi designado como a nova classificação para o cistoadenocarcinoma cribriforme de baixo grau. Três novas entidades - adenocarcinoma microssecretor, adenocarcinoma microcístico esclerosante e adenocarcinoma mucinoso - foram incluídas na mais recente classificação da OMS.

A diferenciação entre algumas doenças pode ainda ser difícil, mesmo com o avanço das técnicas de diagnóstico e critérios cada vez mais rigorosos para classificar as lesões em tipos distintos de cancro. Alguns destes critérios são abordados nos parágrafos que se seguem.

A relação entre o adenocarcinoma mucinoso e a neoplasia mucinosa papilar intraductal (IPMN) é um exemplo. A recorrência da mutação AKT1 p.E17K caracteriza o adenocarcinoma mucinoso, independentemente do subtipo. O IPMN tem a mesma mutação e as suas características histopatológicas são semelhantes às do adenocarcinoma mucinoso. A relação entre as duas lesões continua a ser objeto de debate. O IPMN pode ser visto como uma lesão distinta, um precursor do adenocarcinoma mucinoso ou um subtipo.

Um aspeto oncocítico é típico de vários tumores da glândula salivar. O carcinoma oncocítico refere-se a lesões constituídas completamente por oncócitos. A investigação molecular sugere, no entanto, que estas lesões são mais apropriadamente classificadas como um subtipo oncocítico de outros carcinomas. Até à data, nem a existência de um cancro exclusivamente oncocítico nem a sua descoberta são apoiadas por provas sólidas.

Adenomas/tumores epiteliais benignos

Os adenomas pleomórficos e monomórficos (com os subtipos adenolinfoma, adenoma oxifílico e outras formas) são dois tumores benignos das glândulas salivares que foram identificados na primeira edição da classificação da OMS dos cancros da cabeça e do pescoço. Muitas mais lesões benignas foram incluídas nas classes subsequentes, que incluíam 9 na segunda, na terceira [3], 11 na quarta [4] e 15 na quinta [5]. Entre a primeira e a segunda edição do Blue Book, houve um avanço, uma vez que as lesões benignas passaram a ser mais amplamente reconhecidas.

O papel das variações genéticas também é destacado nos tumores benignos, tal como nas lesões malignas. Embora ainda não se tenham encontrado modificações moleculares específicas para caraterizar qualquer uma das doenças benignas das glândulas salivares, estas podem ajudar no futuro com a classificação e servir como potenciais biomarcadores.

Embora a classificação das lesões benignas das glândulas salivares nem sempre apresente os mesmos desafios que a classificação dos tumores malignos, nos últimos anos tem-se debatido a relação entre o adenoma pleomórfico e o adenoma pleomórfico metastásico. Também conhecido como tumor misto benigno, o adenoma pleuromórfico afecta principalmente a glândula parótida entre a terceira e a sexta década de vida e é mais comum nas mulheres. Até dois terços de todos os adenomas incluem esta lesão, tornando-o o tumor benigno mais comum da glândula salivar.

Avanços e padrões prospectivos na classificação das patologias das glândulas salivares

No passado, o exame histológico tradicional era o principal método utilizado para classificar as doenças das glândulas salivares. Para além da coloração básica, a segunda edição da classificação da OMS sugeriu alguns testes imunocitoquímicos para a identificação de lesões: amilase, proteína S-100, actina, miosina, citoqueratina, antigénio comum dos leucócitos, antigénio carcinoembrionário e tireoglobulina. A citofotometria foi utilizada na altura como um teste adicional para ajudar na diferenciação de tipos de tumores específicos.

A quarta edição do Blue Book [4] marcou um ponto de viragem significativo na evolução do diagnóstico e identificação patológicos ao centrar-se nas alterações genéticas das células cancerígenas [64]. Para o carcinoma adenoide cístico, o carcinoma mucoepidermóide, o carcinoma secretor e o adenoma pleomórfico, o novo paradigma das alterações genéticas está representado de forma proeminente [32]. A definição de vários tipos de cancro, incluindo o carcinoma mucoepidermóide, o carcinoma adenoide cístico, o carcinoma secretor, o adenocarcinoma polimorfo, o carcinoma hialinizante de células claras, o adenocarcinoma mucinoso e o adenocarcinoma microssecretor, foi actualizada na edição atual da classificação da OMS para incluir as alterações genéticas mais comuns.

As tabelas apresentam as variantes genéticas mais significativas que fazem parte da classificação da OMS. Embora nos últimos anos se tenha registado um menor número de carcinomas das glândulas salivares sem alterações moleculares identificadas, alguns tumores são ainda desconhecidos. Estes incluem o adenocarcinoma sebáceo, o carcinoma microcístico esclerosante, o carcinoma epitelial-mioepitelial e o adenocarcinoma de células basais. A ocorrência pouco frequente destes tumores malignos é a causa destas questões não resolvidas. Dito isto, é possível que estudos futuros contribuam para a nossa compreensão da citopatologia destas lesões.

Cada vez mais cientistas estão a enfatizar o significado das alterações genéticas como indicadores de patologia das glândulas salivares. Tem sido sugerido que as alterações genéticas podem também ter valor preditivo e prognóstico. O microambiente tumoral é alterado em resultado das modificações genéticas, o que é muito promissor para uma terapia personalizada e serve como um possível ponto focal. As abordagens futuras que combinam imunoterapias com fármacos antineoplásicos parecem prometedoras. A maioria dos tratamentos ainda se encontra na fase pré-clínica inicial, e a revisão de Mueller et al. contém descrições de vários deles.

A tabela enumera os biomarcadores imunohistoquímicos mais promissores para as alterações moleculares subjacentes.

A citologia por aspiração com agulha fina (PAAF) tornou-se mais crucial no passado recente para o diagnóstico de lesões das glândulas salivares. Apesar de ser um exame bem conhecido e utilizado há muitos anos, só com a introdução do sistema de Milão, um método internacional padronizado de avaliação da PAAF [68], é que este teste voltou a ser amplamente utilizado para o diagnóstico regular de anomalias das glândulas salivares. Recentemente, têm surgido cada vez mais relatórios que atestam a sensibilidade e especificidade extremamente elevadas da avaliação da PAAF, conforme determinado pelo método de Milão.

As vantagens da PAAF são o baixo custo, o risco mínimo e a simplicidade da técnica. É frequentemente utilizada como primeira técnica de diagnóstico. No entanto, uma aspiração insuficiente ou limitações intrínsecas na diferenciação entre resultados citológicos benignos e malignos podem resultar na comunicação de resultados não diagnósticos. Enquanto a PAAF é citológica, a biópsia por agulha grossa (BNC) envolve a extração de uma pequena porção de tecido intacto, o que permite o exame de toda a arquitetura histológica do tecido para identificar e estadiar tumores benignos e malignos . Estudos comparativos demonstram que a BNC é mais sensível e específica do que a PAAF na distinção entre tumores malignos e benignos das glândulas salivares, e produz uma redução significativa dos resultados não diagnósticos.

Os resultados de imagiologia ainda não foram incorporados na categorização da OMS das doenças das glândulas salivares para efeitos de diagnóstico de anomalias. Além disso, os testes radiológicos estão em constante evolução e a investigação atual confirmou o valor de novos métodos no diagnóstico de lesões proliferativas das glândulas salivares. A elastografia por ondas de cisalhamento (SWE) e a ultrassonografia com contraste (CEUS), duas inovações tecnológicas recentes que melhoraram significativamente a imagem por ultrassom, têm um impacto nos exames de diagnóstico pré-operatório dos patologistas de glândulas salivares. De acordo com a investigação publicada, a SWE é mais valiosa do que a ecografia tradicional na distinção entre anadenomas polimórficos e adenolinfomas, os dois tumores benignos mais prevalentes.

Os resultados apresentados são bastante encorajadores, apesar de existirem atualmente poucos estudos que avaliem a utilidade da CEUS nos tumores das glândulas salivares. Está estabelecido que as lesões malignas têm um tempo médio de washout muito mais longo para o contraste, e o adenoma pleomórfico tem um tempo significativamente mais longo para o pico de realce do que o adenolinfoma. A investigação de Wei et al. demonstrou a grande eficácia combinada da ecografia Doppler e da CEUS na identificação de tumores malignos, com 92,3% de sensibilidade, 86,9% de especificidade e 98,5% de valor preditivo negativo.

A DCE-MRI, ou ressonância magnética dinâmica com contraste, pode ser útil na identificação das formas primárias dos tumores das glândulas salivares. De acordo com o estudo de Mungai et al. [79], a DCE-RM é um biomarcador altamente útil para separar os tumores benignos dos malignos. De forma semelhante, Zhang et al. [80] identificaram o fenótipo do tumor com uma sensibilidade de 89% utilizando a análise de textura de Haralick em imagens de tomografia computorizada (TC) de carcinomas mucoepidermóides das glândulas salivares. Uma das vias de desenvolvimento para o diagnóstico e a categorização deste tipo de patologia será provavelmente a utilização de biomarcadores radiómicos na deteção de lesões nas glândulas salivares.

O âmbito do desenvolvimento de novas técnicas de imagem e o grau de aumento das capacidades de avaliação radiológica é demasiado vasto para uma análise aprofundada neste artigo. Mas, como salientamos, uma vantagem clara dos exames imagiológicos é o facto de estarem amplamente disponíveis para utilização na prática clínica de rotina. Talvez no futuro, esta seja uma opção mais barata do que os dispendiosos testes genéticos.

A inteligência artificial apresenta um ângulo diferente para o avanço dos diagnósticos relacionados com a patologia salivar. Em 2010, foi publicada a primeira investigação sobre a avaliação de lesões das glândulas salivares utilizando a aprendizagem automática. Siebers & Co.

Obtiveram uma área de 0,91 sob a curva caraterística de funcionamento do recetor (AUC). Nos anos seguintes, houve um número crescente de publicações sobre este tema. Mais recentemente, o tema ganhou enorme popularidade, sendo publicadas anualmente dezenas de estudos originais e revisões sobre a utilização da inteligência artificial na avaliação de tumores das glândulas salivares. Os resultados da aprendizagem automática para avaliar imagens de RM, TC e ultra-sons de patologia das glândulas salivares são muito aguardados. Quando comparados com médicos experientes, Wang et al. e Zhang et al. demonstraram a eficácia superior da inteligência artificial na diferenciação entre lesões benignas e malignas da parótida utilizando ultra-sons.

O prognóstico do doente e o curso do tratamento dependem de uma identificação precisa da lesão da glândula salivar. A classificação das doenças das glândulas salivares sofreu modificações significativas nos últimos 50 anos, tendo sido revistos os critérios de algumas lesões reconhecidas há muito tempo. A maioria dos ajustes mais recentes está relacionada com os resultados de estudos genéticos, que estão a ser cada vez mais utilizados na classificação das lesões. No futuro, as alterações genéticas tornar-se-ão cada vez mais importantes na identificação da patologia das glândulas salivares. Estas alterações podem também ser alvos de tratamentos anti-cancro e serão úteis como biomarcadores preditivos e prognósticos.

Adenoma pleomórfico

Também conhecido como tumor misto

O adenoma pleomórfico é o tumor epitelial benigno mais comum das glândulas salivares. Aqui está uma visão geral da sua morfologia, histologia, características clínicas e tratamento:

1. **morfologia:**

   ○ Macroscopicamente, o adenoma pleomórfico aparece tipicamente como uma massa bem circunscrita, firme e emborrachada.
   ○ Pode variar em tamanho, desde pequenos nódulos a grandes massas.
   ○ A superfície de corte mostra frequentemente uma mistura de áreas sólidas, quísticas e mucóides.
   ○ Pode ter uma pseudocápsula.

2. **histologia:**

   ○ Microscopicamente, o adenoma pleomórfico é caracterizado por uma mistura de células epiteliais e mioepiteliais num estroma mesenquimal.
   ○ O componente epitelial forma estruturas semelhantes a ductos, enquanto o componente mioepitelial é visto ao redor dessas estruturas.
   ○ As células apresentam pleomorfismo, com variação de tamanho e forma.
   ○ O estroma pode conter material condroide, mixoide ou hialino.
   ○ A presença de uma cápsula é uma caraterística histológica fundamental.

3. **Características clínicas:**

   ○ Ocorre mais frequentemente na glândula parótida, mas também pode ocorrer nas glândulas submandibulares e salivares menores.
   ○ Apresenta-se como uma massa indolor e de crescimento lento.
   ○ O envolvimento do nervo facial pode ocorrer em tumores da glândula parótida, especialmente se o tumor envolver o lobo superficial.

4. **Tratamento:**

- O tratamento primário do adenoma pleomórfico é a excisão cirúrgica. O objetivo é a remoção completa com preservação das estruturas adjacentes.
- Para tumores grandes ou que envolvam o nervo facial, a ressecção cirúrgica pode ser mais complexa e pode exigir a monitorização ou reconstrução do nervo facial.
- A recorrência é possível, especialmente se o tumor for excisado de forma incompleta.
- Em alguns casos, a embolização pré-operatória pode ser considerada para reduzir a vascularização e o sangramento durante a cirurgia.

5. Tratamento medicamentoso:

- A terapia medicamentosa não é o tratamento primário para o adenoma pleomórfico. No entanto, nos casos em que a cirurgia não é viável ou para tumores irressecáveis ou recorrentes, as opções podem incluir:
  - Quimioterapia: Podem ser utilizados fármacos como a doxorrubicina, a cisplatina ou o paclitaxel, mas as taxas de resposta são variáveis.
  - Radioterapia: A radioterapia de feixe externo pode ser considerada para tumores irressecáveis ou como terapia adjuvante após a cirurgia.

É importante notar que, embora a terapia medicamentosa possa ter um papel em alguns casos, a excisão cirúrgica continua a ser a base do tratamento do adenoma pleomórfico. Os planos de tratamento devem ser adaptados à situação específica de cada doente e às características do tumor.

Mioepitelioma

Também conhecido como adenoma mioepitelial

Caso raro

O mioepitelioma é um tumor raro que surge das células mioepiteliais das glândulas salivares. Aqui está uma visão geral da sua morfologia, histologia, características clínicas e tratamento:

1. morfologia:

- Os mioepiteliomas são tipicamente massas firmes e bem circunscritas.
- Podem variar em tamanho, desde pequenos nódulos a grandes tumores.
- Macroscopicamente, podem ter uma aparência branca, cinzenta ou bronzeada.
- A superfície de corte apresenta frequentemente um aspeto homogéneo.

2. histologia:

- Microscopicamente, o mioepitelioma é composto predominantemente por células mioepiteliais.
- Estas células têm citoplasma eosinofílico e núcleos alongados.
- As células mioepiteliais podem estar dispostas em placas sólidas, ninhos, cordões ou em um padrão reticular.
- O estroma pode ser hialinizado ou mixoide.
- A atividade mitótica é geralmente baixa.

3. Características clínicas:

- O mioepitelioma pode ocorrer tanto nas glândulas salivares maiores como nas menores, sendo a glândula parótida o local mais comum.
- Apresenta-se como uma massa indolor e de crescimento lento.
- O envolvimento do nervo facial é raro, a menos que o tumor seja grande ou esteja localizado na glândula parótida.

4. Tratamento:

- O tratamento primário para o mioepitelioma é a excisão cirúrgica com margens amplas para garantir a remoção completa.
- Dependendo da localização e do tamanho do tumor, a abordagem cirúrgica pode variar, mas o objetivo é a ressecção completa.
- Nos casos em que a ressecção completa não é viável ou no caso de doença recorrente ou metastática, podem ser consideradas outras modalidades de tratamento.
- As opções de tratamento medicamentoso para o mioepitelioma são limitadas devido à sua raridade, mas podem incluir:
  - Quimioterapia: Têm sido utilizados fármacos como a doxorrubicina, a cisplatina ou a ciclofosfamida, mas as taxas de resposta são variáveis.
  - Terapia direccionada: Os medicamentos que visam alterações moleculares específicas podem ser explorados nos casos em que estas alterações estão presentes (por exemplo, inibidores do EGFR).
  - Imunoterapia: Os inibidores do ponto de controlo imunitário podem ser considerados em casos com elevada expressão de PD-L1 ou instabilidade de microssatélites.
- A radioterapia pode ser utilizada como terapia adjuvante ou para tumores irressecáveis ou recorrentes.

É importante notar que, devido à raridade do mioepitelioma, os planos de tratamento devem ser individualizados com base nas características específicas do tumor, na sua localização e no estado geral de saúde do doente. O acompanhamento rigoroso é essencial para monitorizar a recorrência ou metástases.

Carcinoma basocelular

1. **morfologia:**

   - O CBC aparece normalmente como uma protuberância nacarada ou cerosa na pele.
   - Pode ter uma cor translúcida ou rosada.
   - Os bordos são frequentemente enrolados ou elevados, com uma depressão central ou ulceração.
   - As lesões podem variar em tamanho, desde pequenas pápulas a grandes nódulos.

2. **histologia:**

   - Microscopicamente, o CBC apresenta um aspeto caraterístico:
     - Células basaloides: Células com núcleos escuros e hipercromáticos dispostos em ninhos ou cordões.
     - Paliçada: Células basalóides dispostas em forma de paliçada em torno de ilhas de estroma.
     - Fissura: Estroma que separa as ilhas tumorais do tecido circundante.
     - Paliçada periférica: Células tumorais alinhadas ao longo da periferia dos ninhos tumorais.
     - Estroma fibromixoide: O estroma pode ser fibrótico ou mixoide.

3. **Características clínicas:**

   - O CBC ocorre principalmente em áreas da pele expostas ao sol, como a face, o pescoço e a parte superior do tronco.
   - Apresenta-se normalmente como uma lesão indolor e de crescimento lento.
   - Existem vários subtipos, incluindo nodular, superficial, infiltrativo e morfeiforme.
   - O CBC nodular é o subtipo mais comum, aparecendo como um nódulo elevado e nacarado com telangiectasia.

4. **Tratamento:**

   - O tratamento primário do CBC é a excisão cirúrgica. Podem ser utilizadas várias técnicas:
     - **Biópsia excisional:** Remoção completa do tumor com uma margem de pele normal.
     - **Cirurgia micrográfica de Mohs:** Remoção sequencial de camadas finas de tecido, com exame microscópico imediato, para

garantir a remoção completa do tumor, poupando o tecido saudável.

- **Curetagem e electrodesiccação:** Raspagem do tumor seguida de cauterização da base.

- Outras opções de tratamento incluem:
    - **Terapias tópicas:** Para CBCs superficiais, as opções incluem imiquimod creme ou 5-fluorouracil creme.
    - **Crioterapia:** Congelar o tumor com nitrogénio líquido.
    - **Radioterapia:** Utilizada para tumores em áreas onde a cirurgia não é viável ou em doentes que não são candidatos a cirurgia.
    - **Terapia fotodinâmica:** Combinação de um agente fotossensibilizador com luz para destruir as células cancerígenas.

5. Tratamento medicamentoso:

- A terapia medicamentosa sistémica é geralmente reservada para o CBC metastático ou irressecável.
- Os inibidores da via Hedgehog são a principal classe de medicamentos utilizados:
    - **Vismodegib** e **sonidegib** são medicamentos orais aprovados pela FDA que têm como alvo a via de sinalização hedgehog, que é comumente desregulada no BCC.
    - São utilizados para o CBC localmente avançado ou metastático quando a cirurgia ou a radioterapia não são uma opção.
    - Estes medicamentos podem causar efeitos adversos, incluindo espasmos musculares, queda de cabelo e perturbações do paladar.

De um modo geral, a deteção e o tratamento precoces do CBC são cruciais para evitar a destruição local e potenciais metástases. A escolha do tratamento depende de vários factores, incluindo o subtipo de tumor, o tamanho, a localização e factores do doente.

Tumor de Warthins

Também conhecido como adenoma cístico papilar

O tumor de Warthin, também conhecido como cistoadenoma papilar linfomatoso, é um tumor benigno das glândulas salivares. Aqui está uma visão geral da sua morfologia, histologia, características clínicas e tratamento:

1. morfologia:

- O tumor de Warthin aparece tipicamente como uma lesão cística bem circunscrita na glândula parótida.
- É frequentemente multicístico e pode ter uma cor bronzeada ou cinzenta.
- Os quistos estão cheios de líquido claro ou castanho.

- ○ Ao exame macroscópico, o tumor pode parecer firme devido aos seus componentes císticos.

2. **histologia:**

- ○ Microscopicamente, o tumor de Warthin é caracterizado por dois componentes principais:
  - ▪ Células epiteliais: Estas formam projecções papilares revestidas por duas camadas de células - a interna colunar e a externa achatada.
  - ▪ Estroma linfoide: O estroma contém tecido linfoide com centros germinativos.
- ○ Os quistos são revestidos por células epiteliais com citoplasma oncocítico proeminente.
- ○ O estroma linfoide pode conter linfócitos, plasmócitos e centros germinativos.

3. **Características clínicas:**

- ○ O tumor de Warthin ocorre mais frequentemente na glândula parótida, particularmente em homens.
- ○ Apresenta-se tipicamente como uma massa indolor e de crescimento lento.
- ○ Os doentes podem por vezes referir desconforto ou sensibilidade na área afetada.
- ○ O tabagismo tem sido associado a um risco acrescido de desenvolver o tumor de Warthin.

4. **Tratamento:**

- ○ O principal tratamento para o tumor de Warthin é a excisão cirúrgica.
- ○ O objetivo da cirurgia é a remoção completa do tumor, preservando o nervo facial e as estruturas circundantes.
- ○ Se o tumor for pequeno e assintomático, pode ser considerada a observação, embora a excisão cirúrgica seja frequentemente recomendada devido ao risco de crescimento e potenciais complicações.
- ○ As taxas de recorrência após a excisão cirúrgica são baixas.
- ○ Geralmente não há necessidade de radioterapia pós-operatória.

5. **Tratamento medicamentoso:**

- ○ A terapia medicamentosa não é normalmente usada como tratamento primário para o tumor de Warthin.
- ○ Nos casos em que a cirurgia não é viável, ou em tumores recorrentes ou irressecáveis, as opções podem incluir:
  - ▪ Quimioterapia: Podem ser utilizados agentes como a cisplatina, a doxorrubicina ou o paclitaxel, mas as taxas de resposta são geralmente baixas.

- Radioterapia: A radioterapia de feixe externo pode ser considerada para tumores irressecáveis ou como terapia adjuvante em casos de ressecção incompleta.

É importante notar que, embora a terapia medicamentosa possa ter um papel em alguns casos, a excisão cirúrgica continua a ser a base do tratamento do tumor de Warthin. Os planos de tratamento devem ser individualizados com base nas circunstâncias específicas do paciente e nas características do tumor.

Oncocitoma

O oncocitoma é um tumor epitelial benigno composto por oncócitos, que são células granulares grandes e eosinofílicas. Aqui está uma visão geral da sua morfologia, histologia, características clínicas e tratamento:

1. **morfologia:**

    - Os oncocitomas são tipicamente massas solitárias e bem circunscritas.
    - Podem surgir em vários órgãos, incluindo o rim, as glândulas salivares, a tiroide e as glândulas paratiróides.
    - Ao exame macroscópico, aparecem frequentemente como nódulos de cor bronzeada a mogno.
    - São normalmente sólidos, mas podem apresentar alterações quísticas.

2. **histologia:**

    - Os oncocitomas são compostos por oncócitos, que são células grandes, redondas a poligonais, com citoplasma granular eosinofílico abundante devido a numerosas mitocôndrias.
    - Os núcleos são tipicamente redondos e localizados centralmente.
    - A arquitetura celular pode variar, mas, normalmente, as células estão dispostas em ninhos ou cordões sólidos.
    - O estroma é geralmente escasso.

3. **Características clínicas:**

    - A apresentação clínica varia consoante o órgão envolvido.
    - No rim, os oncocitomas são frequentemente descobertos incidentalmente em estudos imagiológicos efectuados por razões não relacionadas.
    - Os oncocitomas renais são geralmente assintomáticos, mas em alguns casos podem apresentar-se com dor abdominal ou hematúria.
    - Os oncocitomas das glândulas salivares podem apresentar-se como massas indolores e de crescimento lento.
    - Os oncocitomas da tiroide podem apresentar-se como nódulos da tiroide, com ou sem disfunção da tiroide associada.

4. **Tratamento:**

- A excisão cirúrgica é o tratamento primário para os oncocitomas.
- No caso dos oncocitomas renais, é frequentemente efectuada uma nefrectomia parcial (cirurgia poupadora de nefrónios) para preservar a função renal.
- Nos casos em que a cirurgia não é viável ou em que os tumores são inoperáveis, as opções de tratamento são limitadas. No entanto, têm sido explorados alguns medicamentos, embora a sua eficácia seja limitada:
  - Não existe um regime de quimioterapia padrão para os oncocitomas. No entanto, medicamentos como temsirolimus, everolimus ou sorafenib podem ser considerados em casos avançados.
  - A radioterapia não é geralmente eficaz para os oncocitomas devido à sua natureza benigna e resistência à radiação.
  - No caso dos oncocitomas da tiroide, a terapia de substituição da hormona da tiroide pode ser indicada se houver hipotiroidismo concomitante devido ao envolvimento da glândula tiroide.

5. acompanhamento:

- Após a ressecção cirúrgica, recomenda-se o acompanhamento regular com estudos imagiológicos, como a TAC ou a ecografia, para monitorizar a recorrência ou metástases, embora estas sejam raras nos oncocitomas.

É importante notar que os oncocitomas são geralmente tumores benignos, de crescimento lento, com um excelente prognóstico após excisão cirúrgica completa. No entanto, é necessária uma avaliação e acompanhamento cuidadosos para monitorizar quaisquer sinais de recorrência ou transformação maligna. Os planos de tratamento devem ser individualizados com base na apresentação clínica do paciente e nas características do tumor.

Adenoma canalicular

O adenoma canalicular é um tumor epitelial benigno raro que afecta principalmente as glândulas salivares menores, particularmente as do lábio superior e da mucosa bucal. Aqui está uma descrição da sua morfologia, histologia, características clínicas e tratamento:

1. morfologia:

- O adenoma canalicular aparece como uma massa firme, bem demarcada e de crescimento lento.
- É geralmente pequeno, variando de alguns milímetros a um centímetro de tamanho.
- Macroscopicamente, pode ser de cor bronzeada a branco-acinzentada.

2. **histologia:**

- Microscopicamente, o adenoma canalicular é composto por células epiteliais dispostas num padrão tubular ou canalicular.
- As células são uniformes e têm tipicamente uma forma cuboidal a colunar.
- Lumina dentro dos túbulos ou canalículos contém material eosinofílico.
- O estroma é frequentemente fibroso e pode conter áreas mixóides ou condróides.
- Ao contrário do adenoma pleomórfico, o adenoma canalicular carece de células mioepiteliais e de uma cápsula.

3. **Características clínicas:**

- O adenoma canalicular ocorre mais frequentemente em adultos, com uma ligeira predileção pelo sexo feminino.
- Apresenta-se normalmente como uma massa indolor, de crescimento lento, na cavidade oral, particularmente no lábio superior ou na mucosa bucal.
- Raramente, pode causar sintomas como desconforto ou dificuldade em comer ou falar se se tornar grande.

4. **Tratamento:**

- O tratamento primário para o adenoma canalicular é a excisão cirúrgica.
- A excisão completa com margens claras é curativa e a recorrência é rara.
- Devido à sua natureza benigna, geralmente não há necessidade de terapia adjuvante adicional após a remoção cirúrgica.

5. **tratamento medicamentoso:**

- A terapia medicamentosa não é tipicamente usada como tratamento primário para o adenoma canalicular.
- No entanto, nos casos em que a cirurgia não é viável ou em tumores recorrentes ou irressecáveis, as opções de medicamentos podem incluir:
    - Corticosteróides: A prednisona ou a dexametasona podem ser utilizadas para reduzir a inflamação e o edema nos casos em que o tumor provoca sintomas ou é de difícil acesso cirúrgico.
    - Anti-inflamatórios não esteróides (AINEs): Os AINEs podem ajudar a controlar a dor e a inflamação associadas ao tumor.

É importante sublinhar que a excisão cirúrgica é a base do tratamento do adenoma canalicular e que a terapia medicamentosa tem um papel limitado, principalmente no controlo dos sintomas ou nos casos em que a cirurgia não é possível. Os planos de tratamento devem ser adaptados às circunstâncias individuais de cada doente e às características do tumor.

Adenoma sebáceo

O adenoma sebáceo é um tumor benigno raro que surge nas glândulas sebáceas. Aqui está uma visão geral da sua morfologia, histologia, características clínicas e tratamento:

1. **morfologia:**

   - Os adenomas sebáceos são geralmente nódulos solitários, bem demarcados e amarelados.
   - Encontram-se normalmente no rosto, particularmente na testa, nariz e bochechas.
   - O tamanho pode variar de alguns milímetros a um centímetro de diâmetro.

2. **histologia:**

   - Microscopicamente, os adenomas sebáceos são caracterizados por lóbulos de glândulas sebáceas maduras.
   - Os lóbulos são compostos por células basalóides com citoplasma espumoso abundante.
   - Estas células têm frequentemente núcleos localizados centralmente.
   - Pode haver evidência de diferenciação sebácea, incluindo citoplasma vacuolado e a presença de gotículas lipídicas.
   - Ocasionalmente, pode haver áreas de diferenciação escamosa dentro do tumor.

3. **Características clínicas:**

   - Os adenomas sebáceos apresentam-se tipicamente como nódulos indolores e de crescimento lento na pele.
   - São mais comuns em indivíduos de meia-idade a idosos.
   - Os doentes podem ter uma história de múltiplos adenomas sebáceos, que podem estar associados à síndrome de Muir-Torre, uma doença autossómica dominante rara caracterizada por tumores sebáceos e malignidades internas, particularmente cancros colorrectais e geniturinários.

4. **Tratamento:**

   - O tratamento primário para o adenoma sebáceo é a excisão cirúrgica.
   - A excisão completa com margens claras é essencial para evitar a recorrência.
   - No entanto, se a remoção cirúrgica não for viável ou em casos de lesões múltiplas associadas à síndrome de Muir-Torre, pode ser considerado o tratamento sistémico.
   - A terapia medicamentosa para o adenoma sebáceo não está bem estabelecida, mas as opções potenciais incluem:

- Retinóides: Os retinóides orais, como a isotretinoína, podem ser utilizados, uma vez que têm efeitos anti-sebáceos e podem reduzir a hiperplasia das glândulas sebáceas.
- Terapias tópicas: Podem ser utilizados retinóides ou queratolíticos tópicos para lesões mais pequenas ou como terapia adjuvante.
- Corticosteróides intralesionais: As injecções de corticosteróides podem ajudar a reduzir a inflamação e o tamanho da lesão, particularmente em casos de lesões múltiplas ou grandes.
  - O acompanhamento regular é importante para monitorizar a recorrência ou o desenvolvimento de doenças malignas associadas à síndrome de Muir-Torre.

Os adenomas sebáceos são geralmente benignos, mas é importante diferenciá-los do carcinoma sebáceo, um tumor maligno raro com potencial de metástases. Por conseguinte, o exame histológico é crucial para um diagnóstico exato e um tratamento adequado.

PAPILOMA DUCTAL

O papiloma ductal da glândula salivar é um tumor benigno relativamente raro que surge tipicamente do epitélio ductal dentro da glândula salivar. Embora possa ocorrer em qualquer glândula salivar maior ou menor, surge mais frequentemente na glândula parótida, que é a maior das glândulas salivares. Esta doença apresenta-se normalmente como uma massa ou nódulo indolor e de crescimento lento no interior da glândula afetada.

A etiologia do papiloma ductal permanece incerta, embora se acredite que esteja associada a mutações ou alterações genéticas nas células epiteliais que revestem os ductos da glândula salivar. No entanto, em muitos casos, a causa exacta é desconhecida. Alguns estudos sugeriram uma potencial associação com infecções virais, particularmente o papilomavírus humano (HPV), mas é necessária mais investigação para confirmar esta ligação.

Clinicamente, os papilomas ductais são frequentemente descobertos acidentalmente durante exames físicos de rotina ou estudos imagiológicos efectuados por razões não relacionadas. Os doentes podem notar um inchaço ou nódulo indolor na área afetada e, ocasionalmente, podem existir sintomas associados, como dor ou sensibilidade. No entanto, a maioria dos casos é assintomática e só é identificada através de exames imagiológicos como a ecografia, a TAC ou a RMN.

Histologicamente, os papilomas ductais são caracterizados por estruturas papilares revestidas por uma dupla camada de células epiteliais. Estas células apresentam normalmente uma atipia celular ligeira a moderada, mas não apresentam características de malignidade, como a invasão dos tecidos circundantes. Os papilomas ductais são classificados em tipos intraductais e invertidos com base nos seus padrões de crescimento. Os papilomas intraductais crescem dentro do lúmen do ducto, enquanto os papilomas invertidos crescem na parede do ducto, causando frequentemente a dilatação do ducto afetado.

O diagnóstico do papiloma ductal é normalmente efectuado através de uma combinação de estudos imagiológicos e exame histopatológico de uma amostra de biópsia. A citologia aspirativa por agulha fina (FNAC) pode ser efectuada para obter células para análise, embora esta técnica possa, por vezes, produzir resultados inconclusivos devido à sobreposição de características com outras lesões das glândulas salivares. Por conseguinte, é frequentemente necessária uma biopsia excisional ou uma biopsia por agulha grossa para confirmar definitivamente o diagnóstico.

O tratamento do papiloma ductal envolve, normalmente, a excisão cirúrgica do tumor. Nos casos em que a lesão é pequena e assintomática, pode ser considerado um tratamento conservador com vigilância regular. No entanto, a remoção cirúrgica é geralmente recomendada para evitar potenciais complicações, como a obstrução do ducto salivar ou infecções recorrentes. A abordagem cirúrgica pode variar consoante o tamanho e a localização do tumor, bem como a saúde geral e as preferências do doente. Em alguns casos, pode ser necessária uma parotidectomia superficial ou uma excisão da glândula submandibular para garantir a remoção completa do tumor.

Em geral, o prognóstico do papiloma ductal é excelente, uma vez que se trata de uma lesão benigna com um risco mínimo de recorrência ou metástases. No entanto, existe um pequeno risco de transformação maligna, particularmente em casos com proliferação epitelial extensa ou atipia. Por conseguinte, recomenda-se um acompanhamento a longo prazo para monitorizar quaisquer sinais de recorrência ou transformação maligna.

Em conclusão, o papiloma ductal da glândula salivar é um tumor benigno raro que surge tipicamente do epitélio ductal. É geralmente assintomático, mas pode apresentar-se como um nódulo indolor ou inchaço na glândula afetada. O diagnóstico baseia-se em estudos imagiológicos e no exame histopatológico de amostras de biopsia. O tratamento envolve a excisão cirúrgica, com um excelente prognóstico para a maioria dos doentes. Recomenda-se um acompanhamento a longo prazo para monitorizar a recorrência ou a transformação maligna.

PAPILOMA DUCTAL INVERTIDO

O papiloma ductal invertido da glândula salivar é um tumor relativamente raro que afecta o sistema ductal das glândulas salivares. Este tipo de tumor é caracterizado pelo seu padrão de crescimento distinto, em que as células epiteliais crescem para dentro em vez de para fora, formando projecções semelhantes a dedos no estroma circundante. Embora afecte predominantemente as glândulas salivares maiores, como as glândulas parótidas e submandibulares, também pode ocorrer nas glândulas salivares menores que se encontram por toda a cavidade oral.

A causa exacta do papiloma ductal invertido não é totalmente conhecida, mas acredita-se que esteja associada a inflamação crónica, factores genéticos e influências hormonais. Alguns estudos sugerem uma potencial ligação à infeção pelo papilomavírus humano (HPV), embora sejam necessários mais estudos para confirmar esta associação.

Clinicamente, os doentes com papiloma ductal invertido podem apresentar sintomas como inchaço, dor ou sensibilidade na glândula salivar afetada. No entanto, muitos casos são assintomáticos e são descobertos acidentalmente durante estudos imagiológicos ou exames de rotina. Uma vez que estes tumores crescem tipicamente para dentro, podem não causar alterações visíveis na pele ou mucosa sobrejacentes, tornando o diagnóstico difícil sem uma investigação mais aprofundada.

Histologicamente, os papilomas ductais invertidos são caracterizados pela presença de projecções de células epiteliais semelhantes a dedos que se estendem para o estroma subjacente. Estas projecções são revestidas por células epiteliais colunares ou cuboidais e estão rodeadas por células mioepiteliais. Ao contrário dos papilomas convencionais, que crescem para fora, para o lúmen ductal, os papilomas invertidos crescem para dentro, formando frequentemente padrões complexos de ramificação no tecido glandular.

O diagnóstico do papiloma ductal invertido é normalmente feito através de uma combinação de estudos imagiológicos, como a ecografia, a tomografia computorizada ou a ressonância magnética, e do exame histopatológico de tecido obtido por biópsia ou excisão cirúrgica. Os estudos imagiológicos podem ajudar a identificar a localização, o tamanho e a extensão do tumor, enquanto a histopatologia fornece a confirmação definitiva do diagnóstico e ajuda a excluir outros diagnósticos diferenciais, como o carcinoma mucoepidermóide ou o carcinoma adenoide cístico.

O tratamento do papiloma ductal invertido envolve, normalmente, a excisão cirúrgica do tumor. A extensão da cirurgia depende de factores como o tamanho e a localização do tumor, bem como o envolvimento das estruturas circundantes. Em muitos casos, uma parotidectomia superficial ou a excisão da glândula submandibular pode ser suficiente, embora possam ser necessários procedimentos mais extensos para tumores maiores ou profundamente infiltrados.

O prognóstico do papiloma ductal invertido é geralmente favorável, uma vez que se trata tipicamente de um tumor benigno com um baixo risco de recorrência ou metástases. No entanto, recomenda-se um acompanhamento a longo prazo para monitorizar quaisquer sinais de recorrência ou transformação maligna. As taxas de recorrência variam em função de factores como a excisão cirúrgica completa e a presença de quaisquer factores predisponentes subjacentes.

Em conclusão, o papiloma ductal invertido da glândula salivar é um tumor raro caracterizado pelo seu padrão de crescimento distinto de células epiteliais que se projectam para o interior. Embora seja geralmente benigno, um diagnóstico preciso e um tratamento adequado são essenciais para evitar complicações e garantir resultados óptimos para os doentes. A investigação adicional sobre a etiologia e a patogénese deste tumor pode ajudar a melhorar a nossa compreensão e a gestão desta entidade rara.

PAPILOMA INTRADUCTAL

O papiloma intraductal da glândula salivar é um tumor benigno relativamente raro que surge normalmente no sistema ductal das glândulas salivares. Estes tumores são normalmente pequenos, de crescimento lento e não cancerosos, mas podem causar desconforto e complicações se não forem tratados. Compreender a natureza do papiloma intraductal, os seus sintomas, diagnóstico e tratamento é crucial para uma gestão eficaz desta doença.

Anatomia das glândulas salivares

As glândulas salivares são glândulas exócrinas que produzem saliva, um fluido essencial para a digestão e a saúde oral. Existem três pares principais de glândulas salivares: as glândulas parótidas, as glândulas submandibulares e as glândulas sublinguais. Além disso, existem numerosas glândulas salivares menores localizadas em toda a boca e garganta. Estas glândulas são responsáveis pela secreção de saliva para a cavidade oral através de condutas, facilitando a mastigação, a deglutição e a digestão.

Compreender o Papiloma Intraductal

O papiloma intraductal da glândula salivar é caracterizado pelo crescimento de um tumor benigno no interior do sistema ductal da glândula. Estes tumores são tipicamente compostos por tecido fibroso e células glandulares. Embora a causa exacta do papiloma intraductal não seja totalmente clara, acredita-se que esteja relacionada com alterações no epitélio ductal, possivelmente devido a inflamação, trauma ou factores hormonais.

Sintomas e diagnóstico

Os papilomas intraductais da glândula salivar apresentam-se frequentemente com sintomas inespecíficos, que podem incluir

1. **inchaço**: Um nódulo indolor ou inchaço na área afetada, normalmente junto à linha do maxilar ou no interior da boca.
2. **desconforto ou dor**: Alguns doentes podem sentir desconforto ou dor, especialmente se o tumor crescer o suficiente para comprimir as estruturas circundantes.
3. **Alterações na saliva**: Podem ocorrer alterações na produção ou consistência da saliva, embora sejam menos comuns.

O diagnóstico do papiloma intraductal envolve normalmente uma combinação de exame clínico, estudos imagiológicos e, por vezes, biópsia. As técnicas de imagiologia, como a ecografia, a ressonância magnética ou a tomografia computorizada, podem ajudar a visualizar o tamanho, a localização e as características do tumor. Pode ser efectuada uma biópsia por aspiração com agulha fina (PAAF) para obter uma amostra de células do tumor para exame ao microscópio. Além disso, se necessário, pode ser efectuada uma biopsia cirúrgica para obter uma amostra de tecido maior para análise.

Opções de tratamento

O tratamento do papiloma intraductal depende de vários factores, incluindo o tamanho e a localização do tumor, bem como a saúde geral e as preferências do doente. As opções de tratamento podem incluir:

1. **Observação**: Nos casos em que o tumor é pequeno, assintomático e não é suscetível de causar complicações, pode ser recomendada uma abordagem de observação e espera. A monitorização regular através de exames clínicos e imagiológicos é essencial para garantir que o tumor não cresce ou se altera com o

tempo.

2.   **excisão cirúrgica**: A remoção cirúrgica do tumor é frequentemente recomendada, especialmente se o tumor estiver a causar sintomas ou se houver preocupação quanto ao seu potencial de crescimento ou malignidade. A abordagem cirúrgica pode variar consoante o tamanho e a localização do tumor. Nalguns casos, podem ser utilizadas técnicas minimamente invasivas, como a cirurgia endoscópica, para remover o tumor preservando o tecido saudável circundante.

3.   **ablação por laser**: A terapia com laser pode ser utilizada para destruir o tecido tumoral. Esta abordagem é menos invasiva do que a cirurgia tradicional e pode ser adequada para tumores mais pequenos ou localizados em áreas de difícil acesso cirúrgico.

4.   **Radioterapia**: Em casos raros, quando a remoção cirúrgica não é possível ou quando o tumor reaparece após a cirurgia, pode ser considerada a radioterapia. A radioterapia utiliza feixes de alta energia para destruir as células cancerosas ou, neste caso, para reduzir o tumor.

Prognóstico e acompanhamento

Em geral, o papiloma intraductal da glândula salivar tem um bom prognóstico, uma vez que é tipicamente benigno e não tende a espalhar-se para outras partes do corpo. No entanto, existe um risco de recorrência, especialmente se o tumor for removido de forma incompleta durante a cirurgia. As consultas regulares de acompanhamento com um profissional de saúde são importantes para monitorizar quaisquer sinais de recorrência ou complicações.

Conclusão

O papiloma intraductal da glândula salivar é um tumor benigno que surge no sistema ductal das glândulas salivares. Embora geralmente não sejam cancerosos, estes tumores podem causar desconforto e complicações se não forem tratados. O diagnóstico envolve uma combinação de exame clínico, estudos imagiológicos e, por vezes, biopsia. As opções de tratamento incluem a observação, a excisão cirúrgica, a ablação por laser e a radioterapia, dependendo do tamanho, da localização e das características do tumor. Com um tratamento adequado, o prognóstico dos doentes com papiloma intraductal da glândula salivar é geralmente favorável.

TUMOR EPITELIAL MALIGNO DA GLÂNDULA SALIVAR

CARCINOMA

O carcinoma da glândula salivar é um tipo de cancro que tem origem nos tecidos das glândulas salivares. As glândulas salivares são responsáveis pela produção de saliva, que ajuda na digestão e mantém a boca húmida. Existem vários tipos de glândulas salivares, incluindo as glândulas parótidas, as glândulas submandibulares e as glândulas sublinguais, podendo todas elas ser afectadas por um carcinoma.

Este tipo de cancro desenvolve-se normalmente quando as células das glândulas salivares sofrem mutações e crescem de forma descontrolada, formando um tumor maligno. A causa exacta destas mutações nem sempre é clara, mas factores como a exposição à radiação, certos vírus e a genética podem desempenhar um papel no aumento do risco de desenvolver carcinoma das glândulas salivares.

Um dos desafios do diagnóstico do carcinoma da glândula salivar é o facto de se apresentar frequentemente com sintomas inespecíficos nas suas fases iniciais. Estes sintomas podem incluir um nódulo ou inchaço na boca, no pescoço ou na face, dormência ou fraqueza na face, dificuldade em engolir, dor persistente na boca ou na garganta, ou alterações na fala ou na capacidade de abrir completamente a boca. Como estes sintomas podem imitar os de outras doenças, como infecções das glândulas salivares ou tumores benignos, o diagnóstico pode exigir um exame minucioso, exames imagiológicos como a ressonância magnética ou a tomografia computorizada e uma biopsia para confirmar a presença de células cancerosas.

Uma vez diagnosticado, o tratamento do carcinoma da glândula salivar envolve normalmente uma combinação de cirurgia, radioterapia e, por vezes, quimioterapia. O plano de tratamento específico dependerá de factores como o tamanho e a localização do tumor, o seu estádio e grau e o estado geral de saúde do doente.

A cirurgia é frequentemente o tratamento primário para o carcinoma da glândula salivar e pode envolver a remoção do tumor juntamente com uma porção do tecido circundante para garantir que todas as células cancerosas são removidas. Em alguns casos, isto pode exigir a remoção de parte ou da totalidade da glândula salivar afetada. Se o cancro se tiver espalhado para os gânglios linfáticos próximos, estes também podem ser removidos durante a cirurgia.

A radioterapia pode ser utilizada antes ou depois da cirurgia para atingir as células cancerígenas remanescentes e reduzir o risco de recorrência. A quimioterapia, que utiliza medicamentos para matar as células cancerígenas, pode ser recomendada nos casos em que o cancro se espalhou para outras partes do corpo ou não está a responder a outros tratamentos.

O prognóstico do carcinoma da glândula salivar pode variar em função de factores como o estádio e o grau do cancro, o tipo específico de glândula salivar envolvido e a precocidade do diagnóstico. Geralmente, os tumores que são diagnosticados e tratados numa fase inicial têm um melhor prognóstico do que os que estão mais avançados.

No entanto, mesmo nos casos em que o cancro se espalhou ou é mais agressivo, os avanços nas opções de tratamento e nos cuidados de apoio melhoraram os resultados para muitos doentes. Além disso, a investigação em curso sobre a biologia do carcinoma das glândulas salivares e o desenvolvimento de terapias direccionadas podem oferecer novas esperanças de melhores tratamentos no futuro.

Em conclusão, o carcinoma da glândula salivar é um tipo de cancro que tem origem nos tecidos das glândulas salivares. Pode apresentar uma variedade de sintomas e, normalmente, é diagnosticado através de uma combinação de exames imagiológicos e biópsia. O tratamento envolve normalmente cirurgia, radioterapia e, por vezes, quimioterapia, e o prognóstico pode variar em função de vários factores. A investigação em curso continua a melhorar a nossa compreensão desta doença e a desenvolver tratamentos mais eficazes para os doentes afectados por ela.

CARCINOMA DE CÉLULAS ACÍNICAS

O carcinoma de células acínicas (CCA) é um tipo de tumor maligno que surge tipicamente nas glândulas salivares. Embora seja uma forma relativamente rara de cancro, representando aproximadamente 10% de todos os tumores das glândulas salivares, o seu impacto pode ser significativo devido ao seu potencial de invasão local e, em alguns casos, de metástases à distância. Compreender a natureza do CCA, as suas características, o diagnóstico, o tratamento e o prognóstico é essencial para uma gestão eficaz.

A ACC tem normalmente origem na glândula parótida, a maior das glândulas salivares, que se localiza perto do ouvido. No entanto, também se pode desenvolver na glândula submandibular ou nas glândulas salivares menores que se encontram na boca, na garganta e noutras regiões da cabeça e do pescoço. O EAC afecta normalmente os adultos, com um pico de incidência na quarta e quinta décadas de vida, embora possa ocorrer em qualquer idade.

Um dos aspectos mais difíceis do CCA é a sua apresentação clínica variada. Os doentes podem inicialmente apresentar uma massa indolor ou inchaço na glândula salivar afetada, que pode por vezes ser confundida com um tumor benigno. No entanto, o CCA é um tumor maligno, o que significa que tem o potencial de invadir os tecidos vizinhos e de se espalhar para outras partes do corpo. Por conseguinte, é crucial um diagnóstico exato.

O diagnóstico do EAC envolve frequentemente uma combinação de exames imagiológicos, como a ecografia, a tomografia computorizada (TC) ou a ressonância magnética (RM), e uma biopsia para examinar o tecido ao microscópio. Histologicamente, o CCA é caracterizado pela presença de células acinares, que são células que produzem saliva. Estas células podem apresentar vários graus de diferenciação e o seu aspeto ao microscópio pode ajudar a determinar o grau do tumor, o que, por sua vez, influencia as decisões de tratamento e o prognóstico.

O tratamento do CAC envolve normalmente a remoção cirúrgica do tumor, muitas vezes juntamente com uma margem de tecido saudável para reduzir o risco de recorrência. Em alguns casos, especialmente se o tumor for grande ou tiver invadido estruturas próximas, pode ser necessária uma remoção parcial ou total da glândula salivar afetada. Dependendo da extensão da doença e de outros factores, como o grau do tumor e a presença de metástases, podem ser recomendados tratamentos adicionais, como a radioterapia ou a quimioterapia, para reduzir ainda mais o risco de recorrência.

O prognóstico do CCA varia em função de vários factores, incluindo o tamanho do tumor, o grau e o estádio no momento do diagnóstico. Geralmente, os CCA de baixo grau tendem a ter um prognóstico mais favorável, com uma elevada probabilidade de sobrevivência a longo prazo. No entanto, os tumores de alto grau ou em estádio avançado podem ser mais agressivos e ter um pior prognóstico. Para além disso, a presença de metástases à distância, particularmente em locais como os pulmões ou os ossos, tem um impacto significativo no prognóstico e nas opções de tratamento.

A investigação sobre o CCA está em curso, com esforços centrados na melhor compreensão dos mecanismos moleculares subjacentes que conduzem à doença e no desenvolvimento de terapias direccionadas. Estes avanços são promissores para melhorar os resultados dos doentes com EAC, especialmente os que sofrem de doença avançada ou recorrente.

Em conclusão, o carcinoma de células acinares da glândula salivar é uma neoplasia maligna rara, mas significativa, que requer um diagnóstico e um tratamento cuidadosos. Com os avanços nas técnicas de diagnóstico, abordagens cirúrgicas e terapias adjuvantes, os resultados para os pacientes com CCA melhoraram nos últimos anos. No entanto, continuam a existir desafios, particularmente nos casos de doença avançada ou recidiva, salientando a necessidade de investigação contínua e de abordagens multidisciplinares ao tratamento

CARCINOMA ADENÓIDE CÍSTICO

O carcinoma adenoide cístico (CAC) da glândula salivar é uma forma rara e frequentemente agressiva de cancro que se desenvolve nas glândulas salivares. Embora represente apenas uma pequena percentagem de todos os tumores das glândulas salivares, as suas características distintivas e o seu potencial de comportamento agressivo tornam-no uma preocupação significativa tanto para os doentes como para os prestadores de cuidados de saúde.

O CAC surge tipicamente nas glândulas salivares maiores e menores, sendo os locais mais comuns a glândula parótida (a maior das glândulas salivares maiores), seguida das glândulas submandibulares e das glândulas salivares menores localizadas em toda a cavidade oral. O que torna o EAC particularmente difícil é a sua natureza de crescimento lento e a sua tendência para invadir os nervos e os tecidos circundantes, conduzindo a uma morbilidade e mortalidade significativas.

A causa exacta do CAC não é bem compreendida, mas as mutações genéticas, a exposição à radiação e certas exposições profissionais têm sido implicadas no seu desenvolvimento. No entanto, em muitos casos, o EAC surge esporadicamente sem quaisquer factores de risco identificáveis.

Clinicamente, a ACC apresenta-se frequentemente como uma massa indolor na glândula salivar afetada, que pode aumentar gradualmente de tamanho ao longo do tempo. Outros sintomas podem incluir fraqueza ou paralisia facial, dificuldade em engolir e dormência na face. No entanto, devido ao seu crescimento lento e aos sintomas não específicos, o CCA pode por vezes ser confundido com lesões benignas, atrasando o diagnóstico e o tratamento.

O diagnóstico de EAC envolve normalmente uma combinação de exames imagiológicos, como a ecografia, a TAC ou a RMN, juntamente com uma biopsia para confirmar a presença de células cancerosas. Uma vez diagnosticado, são efectuados procedimentos de estadiamento, incluindo outros estudos imagiológicos e, eventualmente, uma exploração cirúrgica, para determinar a extensão da doença e orientar as decisões de tratamento.

O tratamento do CCA envolve normalmente uma abordagem multidisciplinar, sendo a cirurgia a principal modalidade de tratamento. O objetivo da cirurgia é remover o tumor, preservando o máximo possível de tecido e função normais. No entanto, devido à tendência do tumor para invadir as estruturas circundantes, conseguir uma ressecção completa pode ser um desafio e, em alguns casos, podem ser recomendadas terapias adjuvantes, como a radioterapia ou a quimioterapia, para reduzir o risco de recorrência.

Apesar do tratamento agressivo, o CCA tem uma elevada propensão para a recorrência e para metástases à distância, particularmente nos pulmões e nos ossos. Este facto realça a importância da vigilância e monitorização a longo prazo dos doentes diagnosticados com EAC. As consultas de acompanhamento regulares, incluindo exames físicos e estudos imagiológicos, são essenciais para detetar precocemente quaisquer sinais de recorrência ou metástases, altura em que as opções de tratamento podem ser mais eficazes.

O prognóstico dos doentes com CCA varia em função de vários factores, incluindo a localização e o tamanho do tumor, a extensão da invasão e a ocorrência ou não de metástases. Geralmente, o CCA tem uma evolução relativamente indolente, com uma taxa de sobrevivência a 10 anos que varia entre 40% e 60%. No entanto, a doença metastática piora significativamente o prognóstico, com uma taxa de sobrevivência a cinco anos que desce para cerca de 20%.

Apesar dos esforços de investigação em curso, o tratamento do CCA continua a ser um desafio e são necessários tratamentos mais eficazes, sobretudo para a doença avançada ou metastática. Os ensaios clínicos que investigam novas terapias direccionadas e imunoterapias são promissores para melhorar os resultados em doentes com EAC. Além disso, os avanços nas técnicas de diagnóstico, como o perfil molecular e as biópsias líquidas, podem ajudar a identificar os doentes com maior risco de recorrência ou progressão, permitindo abordagens de tratamento mais personalizadas.

Em conclusão, o carcinoma adenoide cístico da glândula salivar é uma neoplasia maligna rara mas clinicamente significativa, caracterizada por um crescimento lento, elevadas taxas de recorrência e potencial para metástases à distância. O diagnóstico precoce e uma abordagem multidisciplinar ao tratamento são essenciais para otimizar os resultados em doentes com CCA. São necessários esforços de investigação contínuos para melhorar a nossa compreensão da doença e desenvolver estratégias terapêuticas mais eficazes para combater este cancro difícil.

CONCLUSÃO

As doenças das glândulas salivares englobam uma gama diversificada de condições que afectam as glândulas responsáveis pela produção de saliva. Estas perturbações podem resultar de várias causas, incluindo infecções, doenças auto-imunes, tumores, anomalias congénitas e condições sistémicas. Compreender a anatomia, a função e a patologia das glândulas salivares é crucial para diagnosticar e gerir eficazmente estes distúrbios. Nesta conclusão, iremos explorar os recentes avanços na compreensão, classificação, diagnóstico e tratamento dos distúrbios e anomalias das glândulas salivares e fornecer uma atualização sobre a sua gestão.

As glândulas salivares desempenham um papel crucial na manutenção da saúde oral através da produção de saliva, que ajuda na digestão, lubrificação e proteção da cavidade oral. Os três pares de glândulas salivares maiores (parótida, submandibular e sublingual) e numerosas glândulas salivares menores distribuídas por toda a cavidade oral contribuem para a produção de saliva. Qualquer perturbação na estrutura ou função destas glândulas pode levar a vários distúrbios, afectando a saúde oral e o bem-estar geral.

Um dos avanços significativos no campo das perturbações das glândulas salivares é o desenvolvimento de um novo sistema de classificação que fornece uma estrutura mais abrangente para a compreensão destas condições. Tradicionalmente, as doenças das glândulas salivares eram classificadas com base na etiologia, como infecciosas, auto-imunes ou neoplásicas. No entanto, o novo sistema de classificação tem em conta não só a causa subjacente, mas também a apresentação clínica, as características histopatológicas e os achados imagiológicos.

O novo sistema de classificação categoriza as doenças das glândulas salivares em várias categorias gerais:

1) **Distúrbios inflamatórios**: Incluem doenças como a sialadenite (inflamação das glândulas salivares), que pode ser infecciosa (bacteriana, viral) ou não infecciosa (autoimune, obstrutiva). A síndrome de Sjögren, uma doença autoimune caracterizada por boca e olhos secos, também está classificada nesta categoria.

2. **distúrbios obstrutivos**: A obstrução dos ductos salivares pode levar à formação de cálculos nas glândulas salivares (sialolitíase) ou estenoses dos ductos, causando sintomas como dor, inchaço e infeção. O tratamento envolve frequentemente massagem das glândulas, sialogogos ou remoção cirúrgica da obstrução.

3. **distúrbios neoplásicos**: Os tumores das glândulas salivares abrangem um amplo espetro de lesões benignas e malignas, sendo o carcinoma adenoide cístico, o

carcinoma mucoepidermóide e o adenoma pleomórfico os mais comuns. O diagnóstico e a classificação exactos destes tumores são essenciais para determinar as estratégias de tratamento adequadas, que podem incluir cirurgia, radioterapia ou quimioterapia.

4. **Anomalias de desenvolvimento**: As anomalias congénitas das glândulas salivares podem manifestar-se por agenesia (ausência) ou hipoplasia (subdesenvolvimento) das glândulas, bem como por anomalias ductais. Estas anomalias podem ser isoladas ou associadas a síndromes como a aplasia cutânea congénita.

5. **Doenças sistémicas**: Certas doenças sistémicas, como a diabetes, a síndrome de Sjögren e o VIH/SIDA, podem afetar as glândulas salivares e contribuir para a xerostomia (boca seca) e outras manifestações orais. O tratamento envolve frequentemente a abordagem da doença sistémica subjacente, para além do tratamento sintomático.

6. **distúrbios funcionais**: Os distúrbios da função das glândulas salivares, como a hipo ou hipersecreção de saliva, podem resultar de várias causas, incluindo medicamentos, radioterapia ou condições neurológicas. O tratamento tem como objetivo restaurar a produção de saliva para manter a saúde e a função oral.

O novo sistema de classificação permite uma abordagem mais adaptada ao diagnóstico e à gestão dos distúrbios das glândulas salivares, tendo em conta as diversas etiologias e apresentações clínicas associadas a estas condições. Os avanços nas técnicas de imagiologia, como a ecografia, a TC, a RMN e a sialografia, também melhoraram a nossa capacidade de visualizar a anatomia e a patologia das glândulas salivares, ajudando no diagnóstico e no planeamento do tratamento.

Nos últimos anos, registaram-se avanços significativos na gestão dos distúrbios das glândulas salivares, com uma ênfase crescente nas técnicas minimamente invasivas e na medicina personalizada. Por exemplo, a sialendoscopia, um procedimento minimamente invasivo que envolve a inserção de um pequeno endoscópio no sistema de ductos salivares, permite a visualização direta e o tratamento de anomalias ductais, como cálculos e estenoses. Esta técnica revolucionou o tratamento de distúrbios obstrutivos das glândulas salivares, oferecendo altas taxas de sucesso com morbidade mínima.

Além disso, o advento do diagnóstico molecular levou a uma melhor compreensão das alterações genéticas e moleculares subjacentes aos tumores das glândulas salivares, abrindo caminho para terapias direccionadas e abordagens de medicina de precisão. O perfil molecular dos tumores pode ajudar a identificar mutações genéticas específicas ou biomarcadores que podem prever o comportamento do tumor e a resposta à terapia, permitindo estratégias de tratamento mais personalizadas.

A imunoterapia, que utiliza o sistema imunitário do organismo para atingir e destruir as células cancerígenas, surgiu como uma opção de tratamento promissora para determinados tipos de tumores das glândulas salivares, em especial os que apresentam níveis elevados de proteínas do ponto de controlo imunitário, como a PD-L1. Os ensaios clínicos que investigaram a eficácia da imunoterapia nos cancros das glândulas salivares mostraram resultados promissores, com alguns doentes a apresentarem respostas duradouras e melhores taxas de sobrevivência.

Apesar destes avanços, continuam a existir desafios no diagnóstico e tratamento das doenças das glândulas salivares, particularmente no domínio dos tumores raros e agressivos, como o carcinoma adenoide cístico e o carcinoma de células acinares. Estes tumores apresentam-se frequentemente com sintomas inespecíficos e podem ser difíceis de diagnosticar definitivamente, o que leva a atrasos no início do tratamento e a resultados mais fracos. A sensibilização dos prestadores de cuidados de saúde e a implementação de abordagens multidisciplinares aos cuidados são cruciais para garantir um diagnóstico atempado e uma gestão óptima destes tumores.

Em conclusão, os distúrbios das glândulas salivares englobam um conjunto diversificado de condições que podem afetar significativamente a saúde oral e a qualidade de vida. Os recentes avanços na compreensão, classificação e gestão conduziram a abordagens mais adaptadas ao diagnóstico e tratamento, com uma ênfase crescente em técnicas minimamente invasivas, diagnóstico molecular e medicina personalizada. A investigação contínua e a colaboração entre clínicos, investigadores e pacientes são essenciais para aprofundar a nossa compreensão destas perturbações complexas e melhorar os resultados para os indivíduos afectados por perturbações e anomalias das glândulas salivares.

<u>**REFERÊNCIAS**</u>

1. Thackray AC, Sobin LH (1972) Tipagem histológica dos tumores das glândulas salivares. In: Organização Mundial de Saúde. Classificação histológica internacional de tumores. Genebra: A Organização

2. Seifert G, Sobin LH (1991) Histological typing of salivary gland tumours. In: Organização Mundial de Saúde. Classificação histológica internacional de tumores. Berlin: Springer-Verlag

3. Barnes L, Eveson JW, Reichart P, Sidransky D (2005) Classificação de tumores da Organização Mundial de Saúde. Patologia e genética dos tumores da cabeça e do pescoço. 3ª Edição. Lyon: IARC

4. El-Naggar AK, Chan JKC, Grandis JR, Takata T, Slootweg P (2017) Classificação da OMS dos tumores da cabeça e do pescoço. 4ª edição. Lyon: IARC

5. WHO Classifcation of Tumours Editorial Board (2022) Head and Neck tumours. Série de classificação de tumores da OMS. 5.ª edição. Lyon: IARC

6. Mueller SK et al (2022) Targeted therapy, chemotherapy, immu- notherapy and novel treatment options for different subtypes of salivary gland cancer. J Clin Med 11(3):720

7. Seifert G, Sobin LH (1992) The World Health Organization's his- tological classification of salivary gland tumors. a commentary on the second edition. Cancer 70(2): 379-385

8. Rooper LM et al (2021) O adenocarcinoma mucinoso salivar é uma entidade única, histologicamente diversa, com recorrência de AKT1

Mutações E17K: caraterização clinicopatológica e molecular com proposta de uma classificação unificada. Am J Surg Pathol 45(10):1337-1347

9. Nakaguro M et al (2022) NKX3.1 expression in salivary gland "Intraductal" papillary mucinous neoplasm: a low-grade subtype of salivary gland mucinous adenocarcinoma. Head Neck Pathol 16(4):1114-1123

10. Agaimy A et al (2018) Neoplasias mucinosas papilares intraductais das glândulas salivares menores com mutação AKT1 pGlu17Lys. Am J Surg Pathol 42(8):1076-1082

11. Skalova A, Hyrcza MD, Leivo I (2022) Atualização da 5ª edição da classificação da Organização Mundial de Saúde para os tumores da cabeça e do pescoço: glândulas salivares. Head Neck Pathol 16(1): 40-53

12. Skalova A et al (2019) NCOA4-RET e TRIM27-RET são fusões de genes característicos no carcinoma intraductal salivar, incluindo tumores invasivos e metastáticos: "Intraductal" está correto? Am J Surg Pathol 43(10):1303-1313

13. Bishop JA et al (2021) The myoepithelial cells of salivary inter- calated duct-type intraductal carcinoma are neoplastic: a study using combined whole-slide imaging, immunofluorescence, and RET fluorescence in situ hybridization. Am J Surg Pathol 45(4):507-515

14. Toper MH, Sarioglu S (2021) Molecular pathology of salivary gland neoplasms: diagnostic, prognostic, and predictive perspective. Adv Anat Pathol 28(2):81-93

15. Skalova A et al (2022) Fusion-positive salivary gland carcino- mas. Genes Chromosomes Cancer 61(5):228-243

16. Seethala RR (2013) Oncocytic and apocrine epithelial myoepi- thelial carcinoma: novel variants of a challenging tumor. Head Neck Pathol 7(Suppl 1):S77-84

17. Franzen A et al (2019) The heterogenicity of parotid gland squamous cell carcinoma: a study of 49 patients. In Vivo 33(6):2001-2006

18. Tahiri I et al (2022) Carcinoma de células escamosas da glândula subman- dibular com fístula cutânea: relato de caso e revisão da literatura. Cureus 14(8):e27785

19. Jo U et al (2020) Carcinoma primário de células escamosas da glândula salivar: análise imunohistoquímica e comparação com o carcinoma metastático de células escamosas. J Pathol Transl Med 54(6):489-496

20. Andreasen S et al (2019) An update on head and neck cancer: new entities and their histopathology, molecular background, treatment, and outcome. APMIS 127(5):240-264

21. Eveson JW, Cawson RA (1986) Warthin's tumor (cystadenolym- phoma) of salivary glands. Uma investigação clinicopatológica de 278 casos. Oral Surg Oral Med Oral Pathol 61(3):256-262

22. Almeslet AS (2020) Adenoma pleomórfico: uma revisão sistemática. Int J Clin Pediatr Dent 13(3):284-287

23. Mendenhall WM et al (2008) Salivary gland pleomorphic adenoma. Am J Clin Oncol 31(1):95-99

24. Califano J, Eisele DW (1999) Neoplasias benignas das glândulas salivares. Otolaryngol Clin North Am 32(5):861-873

25. Franzen AM et al (2018) Aumento da incidência de tumores de Warthin da glândula parótida: uma avaliação de 42 anos. Eur Arch Otorhinolaryngol 275(10):2593-2598

26. Saravakos P et al (2022) Parotid gland tumors: a multicenter analysis of 1020 cases. Aumento da incidência do Tumor de Warthin. Indian J Otolaryngol Head Neck Surg 74(Suppl 2):2033-2040

27. Yanes-Diaz J et al (2023) Trend changes in the incidence of benign parotid tumours in the last 30 years in a Spanish population. Eur Arch Otorhinolaryngol 280(2):855-860

28. Alsanie I et al (2022) Distribution and frequency of salivary gland tumours: an international multicenter study (Distribuição e frequência dos tumores das glândulas salivares: um estudo multicêntrico internacional). Head Neck Pathol 16(4):1043-1054

29. Olsen KD, Lewis JE (2001) Carcinoma ex adenoma pleomórfico: uma revisão clinicopatológica. Head Neck 23(9):705-712

30. Knight J, Ratnasingham K (2015) Metastasising pleomorphic adenoma: Systematic review. Int J Surg 19:137-145

31. Bradley PJ (2005) "Metastasizing pleomorphic salivary adenoma" deve agora ser considerado uma neoplasia maligna de baixo grau com um potencial letal. Curr Opin Otolaryngol Head Neck Surg 13(2):123-126

32. Seethala RR, Stenman G (2017) Atualização da 4ª Edição da Classificação da Organização Mundial de Saúde dos Tumores da Cabeça e Pescoço: Tumores da glândula salivar. Head Neck Pathol 11(1): 55-67

33. Bishop JA et al (2020) Sclerosing polycystic "Adenosis" of sali- vary glands: a neoplasm characterized by PI3K pathway altera- tions more correctly named sclerosing polycystic adenoma. Head Neck Pathol 14(3):630-636

34. Bishop JA, Thompson LDR (2021) Sclerosing polycystic adenoma. Surg Pathol Clin 14(1):17-24

35. Hernandez-Prera JC et al (2022) Sclerosing polycystic adenoma: conclusive clinical and molecular evidence of its neoplastic nature. Head Neck Pathol 16(2):416-426

36. Canas Marques R, Felix A (2014) Carcinoma invasivo decorrente de adenose policística esclerosante da glândula salivar. Virchows Arch 464(5):621-625

37. Seifert G, Bull HG, Donath K (1980) Subclassificação histológica do cistadenolinfoma da glândula parótida. Análise de 275 casos. Virchows Arch A

Pathol Anat Histol 388(1):13-38

38. Abbondanzo SL (2001) Linfoma extranodal de células B da zona marginal da glândula salivar. Ann Diagn Pathol 5(4):246-254

39. Smith BC et al (1996) Adenose policística esclerosante das glândulas salivares principais. Uma análise clinicopatológica de nove casos. Am J Surg Pathol 20(2):161-170

40. Gnepp DR (2014) Salivary gland tumor "wishes" to add to the next WHO Tumor Classification: sclerosing polycystic adenosis, mammary analogue secretory carcinoma, cribriform adenocar- cinoma of the tongue and other sites, and mucinous variant of myoepithelioma. Patologia da Cabeça e Pescoço 8(1):42-49

41. Dulguerov P et al (2017) Why do parotid pleomorphic adenomas recur recur? a systematic review of pathological and surgical variables. Front Surg 4:26

42. Psychogios G et al (2021) Review of surgical techniques and guide for decision making in the treatment of benign parotid tumors (Revisão das técnicas cirúrgicas e guia para a tomada de decisões no tratamento de tumores benignos da parótida). Eur Arch Otorhinolaryngol 278(1):15-29

43. Lombardi D et al (2022) Parotid pleomorphic and non-pleomor- phic adenomas: a mono-institutional series of 512 patients. Eur Arch Otorhinolaryngol 279(5):2543-2551

44. Thompson LD et al (2015) Canalicular adenoma: a clinicopatho- logic and immunohistochemical analysis of 67 cases with a review of the literature. Head Neck Pathol 9(2):181-195

45. Petersson F (2013) Adenose policística esclerosante das glândulas salivares: uma revisão com alguma ênfase nas proliferações epiteliais intraductais. Head Neck Pathol 7 Suppl 1(Suppl 1): S97-106

46. Skalova A et al (2022) Sclerosing polycystic adenoma of salivary glands: a novel neoplasm characterized by PI3K-AKT pathway alterations-new insights into a challenging entity. Am J Surg Pathol 46(2):268-280

47. Caudell JJ et al. (2022) NCCN Guidelines(R) Insights: Cancros da cabeça e do pescoço, versão 1.2022. J Natl Compr Canc Netw 20(3):224-234

48. Ferrell JK, Mace JC, Clayburgh D (2019) Contemporary treat- ment patterns and outcomes of salivary gland carcinoma: a National Cancer Database review. Eur Arch Otorhinolaryngol 276(4):1135-1146

49. Zurek M et al (2022) Análise clínico-epidemiológica dos carcinomas da glândula parótida mais prevalentes na Polónia durante um período de 20 anos. Int J Environ Res Public Health 19(16):10247

50. Terhaard CH et al (2004) Salivary gland carcinoma: independent prognostic factors for locoregional control, distant metastases, and overall survival: results of the Dutch head and neck oncology cooperative group. Head Neck 26(8):681-692

51. Kordzinska-Cisek I, Cisek P, Grzybowska-Szatkowska L (2020) The role of prognostic factors in salivary gland tumors treated by surgery and adjuvant radio- or chemoradiotherapy - a single institution experience. Cancer Manag Res 12:1047-1067

52. Oliveira LR et al (2011) Fatores prognósticos em pacientes com neoplasias malignas de glândulas salivares em uma população brasileira. Asian Pac J Cancer Prev 12(2):363-368

53. Yamada SI et al (2018) Factores de prognóstico significativos que afectam os resultados do tratamento do carcinoma das glândulas salivares: uma análise retrospetiva multicêntrica. Odontology 106(1):96-102

54. Farhood Z, Zhan KY, Lentsch EJ (2016) Adenocarci- noma mucinoso da glândula salivar: uma revisão de um tumor raro. Otolaryngol Head Neck Surg 154(5):875-879

55. Rooper LM (2021) Emerging entities in salivary pathology: a practical review of sclerosing microcystic adenocarcinoma, microsecretory adenocarcinoma, and secretory myoepithelial carcinoma. Surg Pathol Clin 14(1):137-150

56. Ide F et al (2009) Adenocarcinoma mucinoso das glândulas salivares menores: uma neoplasia maligna de alto grau com tendência para metástases nos gânglios linfáticos. Virchows Arch 454(1):55-60

57. Pham T et al (2019) Primeiro ensaio clínico de fase I em humanos de uma abordagem imunomoduladora combinada usando vacina TetMYB e anticorpo anti-PD-1 em pacientes com câncer sólido avançado, incluindo carcinoma colorretal ou adenoide cístico: o protocolo de estudo MYPHISMO (NCT03287427). Contemp Clin Trials Commun 16:100409

58. Ferrarotto R et al (2018) Um estudo de fase I de escalonamento de dose e expansão de dose de brontictuzumab em indivíduos com tumores sólidos seleccionados. Ann Oncol 29(7):1561-1568

59. Ferrarotto R et al (2020) 919MO ACCURACY um ensaio de fase II de AL101, um inibidor seletivo da gama secretase, em indivíduos com carcinoma adenoide cístico recorrente / metastático (R / M) (ACC) que abriga mutações activadoras de Notch (Notchmut). Ann Oncol 31:S663

60. van Boxtel W et al (2020) (68)Ga-PSMA-HBED-CC PET/CT imaging for adenoid cystic carcinoma and salivary duct carci- noma: a phase 2 imaging study. Theranostics 10(5):2273-2283

61. Takase S et al (2017) Biomarker immunoprofile in salivary duct carcinomas: clinicopathological and prognostic implica- tions with evaluation of the revised classification. Oncotarget 8(35):59023-59035

62. Fushimi C et al (2018) Um estudo prospetivo de fase II do bloqueio combinado de androgénios em doentes com carcinoma das glândulas salivares irressecável metastático ou localmente avançado positivo para o recetor de androgénios. Ann Oncol 29(4):979-984

63. Jhaveri KL et al (2019) Ado-trastuzumab emtansine (T-DM1) em doentes com tumores com amplificação HER2, excluindo adenocarcinomas da mama e da junção gástrica/gastroesofágica (GEJ): resultados do ensaio NCI-MATCH (EAY131) subprotocolo Q. Ann Oncol 30(11):1821-1830

64. Stenman G (2013) Fusão de oncogenes em tumores das glândulas salivares: consequências moleculares e clínicas. Head Neck Pathol 7(Suppl 1):S12-S19

65. Pouloudi D et al (2021) Clinical significance of histone dea- cetylase (HDAC)-1, -2, -4 and -6 expression in salivary gland tumors. Diagnostics (Basileia) 11(3):517

66. Theocharis S et al (2020) Cancro das glândulas salivares na era da imunoterapia: podemos explorar o microambiente tumoral? Expert Opin Ther Targets 24(10):1047-1059

67. Daneshbod Y, Daneshbod K, Khademi B (2009) Diagnostic difficulties in the interpretation of fine needle aspirate samples in salivary lesions: diagnostic pitfalls revisited. Ata Cytol 53(1):53-70

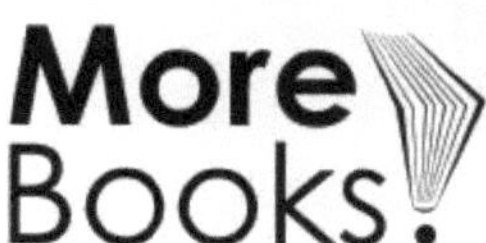

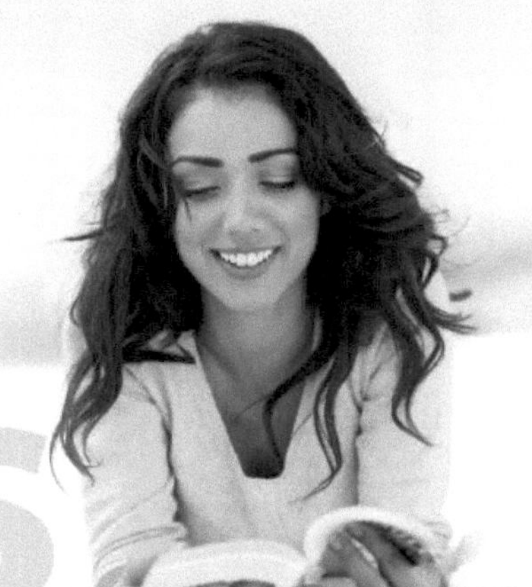

I want morebooks!

Buy your books fast and straightforward online - at one of world's fastest growing online book stores! Environmentally sound due to Print-on-Demand technologies.

Buy your books online at
www.morebooks.shop

Compre os seus livros mais rápido e diretamente na internet, em uma das livrarias on-line com o maior crescimento no mundo! Produção que protege o meio ambiente através das tecnologias de impressão sob demanda.

Compre os seus livros on-line em
www.morebooks.shop

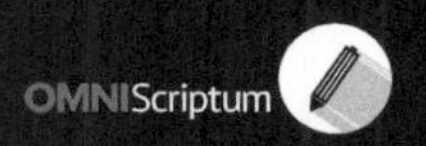

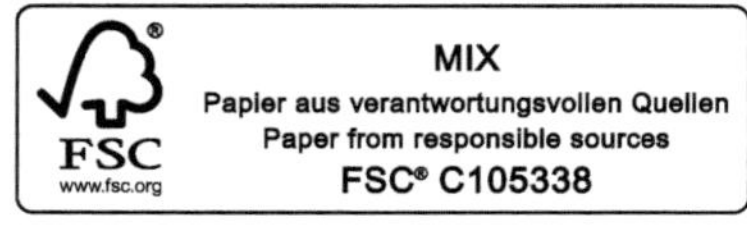

Printed by Books on Demand GmbH, Norderstedt / Germany